Kimpreet Kaur
Shalu Bathla

Utilização de lasers de tecidos duros e moles em Periodontia

Kimpreet Kaur
Shalu Bathla

Utilização de lasers de tecidos duros e moles em Periodontia

ScienciaScripts

Imprint

Cover image: www.ingimage.com

This book is a translation from the original published under ISBN 978-3-659-64084-1.

Publisher:
Sciencia Scripts
is a trademark of
Dodo Books Indian Ocean Ltd. and OmniScriptum S.R.L publishing group

120 High Road, East Finchley, London, N2 9ED, United Kingdom
Str. Armeneasca 28/1, office 1, Chisinau MD-2012, Republic of Moldova, Europe
Managing Directors: Ieva Konstantinova, Victoria Ursu
info@omniscriptum.com

Printed at: see last page
ISBN: 978-620-8-55430-9

Índice:

INTRODUÇÃO

Na medicina dentária, a decisão de incorporar novas tecnologias depende em grande parte da filosofia de cuidados de cada um. Uma filosofia pode sustentar que a nova tecnologia deve ser incorporada com base no facto de poder melhorar a probabilidade de obter resultados clínicos óptimos. Refere-se a uma filosofia baseada nas necessidades do doente e na melhoria dos cuidados prestados ao doente e deve ser o fator determinante quando se consideram as decisões de investimento para acompanhar as novas tecnologias. Isto contrasta com a escolha de uma tecnologia que é nova no mercado e que depois procura uma utilização clínica.

Apesar dos enormes desafios, a inovação na indústria do laser está a acelerar mais do que nunca. Os fabricantes estão a produzir mais tipos de lasers que disponibilizam novos comprimentos de onda, desde o ultravioleta e o visível até à gama dos terahertz.[1]

[th]Já no século XX, os lasers foram apresentados num selo comemorativo lançado pelo serviço postal francês como as cinco maiores inovações da época. Passaram quase 50 anos desde que o primeiro dispositivo laser foi produzido em 1960 por Maiman. No domínio médico, os lasers têm sido utilizados com êxito desde meados dos anos 60 para a fotocoagulação precisa da retina. Assim, os oftalmologistas foram os pioneiros na aplicação do laser. Desde então, os lasers têm sido utilizados em muitas aplicações industriais e científicas, o que, por sua vez, estimulou novos e inovadores desenvolvimentos neste domínio.[2]

A patogénese da doença periodontal sofreu uma grande mudança nas últimas décadas, tal como as modalidades do seu tratamento. [3] Desde o final do século XX até agora, tem havido um aumento contínuo no desenvolvimento de dispositivos dentários a laser baseados em interações foto-mecânicas.[2] Nos últimos anos, espera-se que a utilização da radiação laser sirva como alternativa ou tratamento adjuvante à terapia periodontal mecânica convencional.[4] A integração dos lasers dentários na prática clínica diária dos dentistas generalistas está a ser defendida como um "impulsionador de receitas", oferecendo aos pacientes uma alternativa indolor ao tratamento cirúrgico da doença periodontal e um benefício em relação aos métodos tradicionais de terapia.[5]

A utilização de lasers no tratamento periodontal é complexa porque o periodonto é constituído por tecidos duros e moles. Quando os lasers são aplicados na superfície da raiz e no osso alveolar, foram registadas carbonização e danos térmicos importantes no alvo e nos tecidos adjacentes. Por conseguinte, a utilização de lasers está limitada a procedimentos em tecidos moles, como gengivectomia, frenectomia, remoção de tecido de granulação durante a cirurgia de retalho, remoção de pigmentação de melanina e tatuagens metálicas do tecido gengival. A utilização de lasers também tem sido investigada para desbridamento e curetagem subgengival, recontorno ósseo, bem como na cirurgia de implantes, manutenção de implantes e gestão da periimplantite. Os lasers dentários são uma grande mais-valia em cirurgias de tecidos moles devido ao seu efeito hemostático comprovado.[3] Os lasers dentários estão a tornar-se parte integrante da medicina dentária cosmética contemporânea. Podem: esculpir artisticamente os tecidos moles, proporcionando precisão, maior visibilidade, técnicas de moldagem melhoradas, cicatrização previsível com cicatrizes reduzidas, anestesia reduzida e inchaço pós-operatório.[6]

É indicada a continuação da utilização potencial da energia laser na terapia periodontal e a literatura científica deve ser seguida para futuros desenvolvimentos. Este é um campo excitante com muitas possibilidades promissoras a serem investigadas e representa uma área que pode vir a revelar-se rica em utilidade no contexto da periodontia. [5]

Capítulo 1

ASPECTO HISTÓRICO

Apesar do desenvolvimento extensivo da utilização de dispositivos de corte mecânicos em medicina dentária desde os últimos 100 anos, o ruído e a vibração produzidos pela ação mecânica das turbinas de ar ou dos scalers ultra-sónicos representam um grande desafio. Desde o final do século XX até agora, tem havido um aumento contínuo no desenvolvimento de dispositivos dentários a laser baseados em interações foto-mecânicas. De facto, os correios franceses lançaram recentemente um selo comemorativo com as cinco maiores inovações da ciência no século XX. Uma delas foi o LASER.[2]

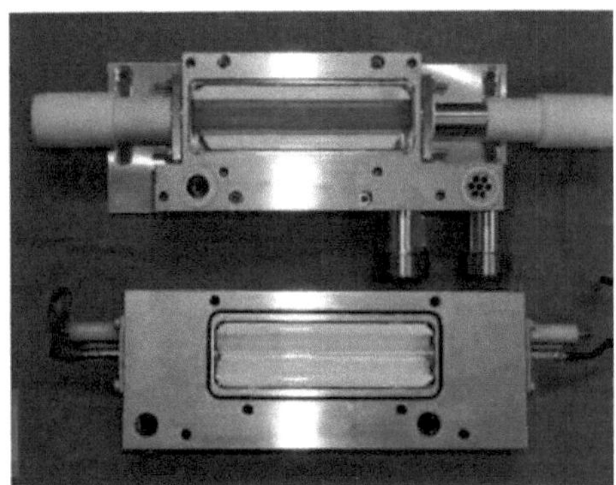

Fig. 1. Vareta de rubi Meio ativo, semelhante ao utilizado no primeiro laser de Maiman.

No domínio médico, os lasers têm sido utilizados com êxito desde meados da década de 1960 para a fotocoagulação precisa da retina. Assim, os oftalmologistas foram os pioneiros na aplicação do laser.[2] Com base na teoria da emissão espontânea e estimulada de radiação de Albert Einstein, em 1960, Theodore Maiman[7] , um cientista da Hughes Aircraft Corporation, desenvolveu o primeiro protótipo de laser em funcionamento[8] , que emitia um feixe de cor vermelha intensa a partir de um cristal de rubi[9] do esmalte.[12] O primeiro relatório sobre a aplicação do laser no tratamento da cárie dentária foi publicado na Nature em 1964 por Goldman et al[13]

Nas décadas de 70 e 80, os estudos centraram-se noutros dispositivos, como o CO_2 e o YAG de neodímio (Nd: YAG), que se pensava terem uma melhor interação com os tecidos duros dentários. A medicina Posteriormente, em 1961, Snitzer[10] publicou o protótipo do laser de Nd: YAG. A primeira aplicação de um laser aos tecidos dentários foi relatada por Goldman et al[7] O Dr. Leon Goldman[11] , um dermatologista que tinha estado a experimentar a remoção de tatuagens utilizando o laser de rubi, focou dois impulsos dessa luz vermelha num dente do seu irmão dentista em 1965. O resultado foi uma superfície indolor. Em meados e finais da década de 1970, a comunidade começou a incorporar lasers para procedimentos em tecidos moles e os cirurgiões orais adicionaram a tecnologia no início da década de 1980. Frame[13] , Pecaro[14] , e Pick[14] citaram os benefícios do tratamento com laser de CO_2 das lesões dos tecidos moles orais e dos procedimentos periodontais.

Em 1987, foi disponibilizado um modelo portátil de mesa e, dois anos mais tarde, a Myers and Myers[17] recebeu autorização da Food and Drug Administration dos EUA para vender um laser dentário específico, um dispositivo Nd: YAG. O laser Nd: YAG não era adequado para o tratamento de cáries dentárias devido à sua dificuldade em cortar tecidos duros, bem como aos seus efeitos profundamente penetrantes que causavam potenciais danos pulpares.[2] Fissuras com fragmentação e carbonização da cavidade, fusão e ressolidificação, eram constantemente observadas no esmalte e/ou dentina como resultado da utilização do laser de CO_2 . Assim, os primeiros lasers dentários aprovados pela US Food and Drug Administration, nomeadamente o laser de CO_2 , o laser de Nd: YAG e o laser de díodo, foram aceites para utilização apenas em procedimentos nos tecidos moles orais em periodontia,[2] o que conduziu essencialmente à atual relação entre os lasers e a periodontia clínica.[1]

Como resultado da elevada absorção pelas moléculas de água, a família de lasers de érbio demonstrou ser capaz de ablacionar eficazmente tecidos moles e duros sem danificar os tecidos mais profundos .2

Desde então, foram disponibilizados numerosos instrumentos para utilização na prática dentária e estão a ser desenvolvidos outros[4] Em 1997, a Food and Drug Administration autorizou o primeiro sistema laser Er: YAG, então utilizado na preparação de cavidades dentárias, para incisões, excisões, vaporização, ablação e hemostase de tecidos moles e duros na cavidade oral. Devido ao potencial para possíveis aplicações em tecidos moles e duros, a utilização deste laser foi investigada para destartarização, desbridamento radicular e cirurgias periodontais e peri-implantares na terapia periodontal.[18,19]

Capítulo 2
FUNDAMENTOS DOS LASERS

É importante compreender os fundamentos da física do laser e da interação dos tecidos para que o dispositivo laser adequado seja utilizado para atingir o objetivo do tratamento de forma segura e eficaz.

A palavra LASER é um acrónimo de Light Amplification by Stimulated Emission of Radiation (Amplificação da Luz por Emissão Estimulada de Radiação). [4]

LUZ

A luz é uma forma de energia electromagnética que existe como partícula e viaja em ondas, a uma velocidade constante. A unidade básica desta energia radiante é chamada fotão[20] ; a onda de fotões viaja à velocidade da luz. Os fotões são as mais pequenas unidades de energia conhecidas pelo homem e são geralmente considerados como tendo massa ou carga zero. A luz é apenas uma pequena porção de um arranjo maior de energia fotónica chamado espetro eletromagnético. O espetro eletromagnético não tem limites superiores ou inferiores inerentes e consiste totalmente em partículas fotónicas que têm diferentes níveis de energia ou feixes de energia. Estes fotões vão desde os raios gama, que têm valores de energia superiores a 100.000 electrões-volt, até às ondas de rádio, que têm valores de energia muito baixos.[9]

A luz laser e a luz normal são significativamente diferentes. A luz normal produzida por um candeeiro de mesa, por exemplo, é normalmente um brilho branco difuso, embora seja a soma das muitas cores do espetro visível - violeta, azul, verde, amarelo, laranja e vermelho. Pode utilizar um prisma para separar as cores individuais, da mesma forma que as gotas de chuva dividem a luz do sol nas cores do arco-íris. A luz laser tem uma cor específica, uma propriedade chamada monocromática; em aplicações dentárias, essa cor pode ser visível ou invisível.[4]

A onda de um fotão pode ser definida por três propriedades básicas

- Velocidade - A velocidade da luz
- Amplitude - Definida como a altura vertical da oscilação da onda desde o eixo zero até ao seu pico. Está correlacionada com a quantidade de energia na onda: quanto maior a amplitude, maior a quantidade de energia que pode realizar trabalho útil. Um joule é uma unidade de energia; uma quantidade útil para a medicina dentária é um milijoule, que é um milésimo de um joule.
- Comprimento de onda - A distância horizontal entre dois pontos correspondentes da onda " " 21.

O comprimento de onda da luz é o principal fator determinante do grau de absorção da luz no material alvo[22] . Dependendo do tecido, alguns lasers penetram mais profundamente do que outros. Esta é uma caraterística crítica que pode influenciar a sua utilização numa determinada aplicação. Quanto mais profundamente o laser penetra, mais se dispersa pelo tecido. Certos comprimentos de onda do laser estão limitados a uma penetração superficial e têm um efeito de superfície no tecido. O grau em que isto é

é afetado adicionalmente pela potência do laser e pela duração da exposição, mas o comprimento de onda é o fator principal.[23]
O comprimento de onda funciona em conjunto com uma caraterística designada por forma de onda que influencia efetivamente o efeito nos tecidos. A energia laser pode ser fornecida através da utilização de uma forma de onda contínua ou pulsada. Os lasers de onda contínua podem fornecer grandes quantidades de energia ao tecido num fluxo constante e ininterrupto, normalmente com intensidades baixas a moderadas. Também existem técnicas para interromper ou bloquear este feixe de onda contínua. Os lasers pulsados fornecem quantidades mais pequenas de energia ao tecido em rajadas interrompidas, frequentemente com uma intensidade mais elevada do que os lasers contínuos ou com gated.[24]

Importância do comprimento de onda
Normalmente, os lasers são designados de acordo com o(s) elemento(s) ativo(s) que é(são) induzido(s) a sofrer as transições quânticas estimuladas que, por sua vez, criam o feixe de energia. Assim, os lasers habitualmente utilizados em medicina dentária consistem numa variedade de comprimentos de onda fornecidos como uma forma de onda contínua, pulsada (gated) ou de impulso contínuo, por exemplo, CO_2, Nd: YAG, Ho:YAG, Er: YAG, Er, Cr:YSGG, Nd: YAP, GaAs (díodo) e árgon.
A energia emitida por um laser é essencialmente uma luz de uma cor (ou seja, monocromática) e, por conseguinte, de um comprimento de onda. Os fotões que compõem o feixe de energia são emitidos como uma luz monocromática coerente (em fase), unidirecional, que pode ser colimada num feixe intensamente focado que revela pouca divergência. O feixe de energia focado irá interagir com um material alvo, sendo absorvido, refletido ou disperso. No caso dos tecidos biológicos, a energia do laser é absorvida pelos tecidos superficiais do alvo e só revela dispersão em casos de penetração profunda nos tecidos. A energia luminosa absorvida é convertida em calor e constitui um evento fototérmico. Dependendo de vários parâmetros, a energia absorvida pode resultar num simples aquecimento, coagulação ou excisão e incisão através da vaporização do tecido. Os parâmetros variáveis que afectam a absorção de energia incluem o comprimento de onda de emissão, a potência (watts), a forma de onda (contínua ou pulsada), a duração do impulso, a energia/pulso, a densidade de energia, a duração da exposição, a potência de pico do impulso, a angulação da ponta de fornecimento de energia em relação à superfície alvo e as propriedades ópticas do tecido.
Embora o comprimento de onda da luz seja a principal variável que determina a extensão da absorção de energia por um tecido alvo, também é necessário ter em conta as propriedades ópticas do tecido. As propriedades ópticas de um tecido determinam, em grande medida, a interação com determinados comprimentos de onda do laser. Por exemplo, as propriedades ópticas dos tecidos que constituem o periodonto incluem factores como a pigmentação, o teor de água, o teor de minerais, a capacidade térmica que tem em conta tanto a condutividade térmica como a densidade do tecido e os calores latentes de transformação (ou seja, desnaturação de proteínas, vaporização de água e fusão de minerais).
O osso é considerado o tecido composto clássico, sendo constituído por 67% de minerais inorgânicos (hidroxiapatite de cálcio) e 33% de colagénio e proteínas não colagénicas. Em contraste, a gengiva é composta por vários
densidades de tecido conjuntivo fibroso, componentes da matriz extracelular associados e um elevado teor de água (70%). Para além disso, as gengivas revelam frequentemente pigmentação de melanina. Outros factores que provavelmente desempenham um papel nas interações laser-tecido incluem os

processos fisiológicos e mecânicos de condução e dissipação de calor, o grau de inflamação e vascularização do tecido e a disponibilidade de células progenitoras para participarem no processo de cicatrização. Cada comprimento de onda da energia laser é absorvido em maior ou menor grau pela água, pigmento ou hidroxiapatite.

A título de exemplo, o laser de CO_2 (comprimento de onda de 10.600 nm) tem um elevado coeficiente de absorção na água e, consequentemente, é adequado para a cirurgia de tecidos moles, mas atualmente não tem uma aplicação clínica cientificamente bem suportada em tecidos mineralizados. Os lasers Nd: YAG (comprimento de onda de 1064 nm) e de díodo (comprimento de onda de 800 a 950 nm) têm coeficientes de absorção na água inferiores aos dos lasers de CO2, mas são preferencialmente absorvidos nos tecidos pigmentados, e os comprimentos de onda Er,Cr:YSGG e Er: YAG (2780 e 2940 nm, respetivamente) são altamente absorvidos tanto na água como na hidroxiapatite. Dada a diversidade de comprimentos de onda disponíveis, o clínico prudente deve determinar primeiro os objectivos específicos do tratamento clínico e depois selecionar a tecnologia (laser ou outra) mais adequada para atingir o(s) objetivo(s) pretendido(s). [3]A luz laser possui três caraterísticas adicionais: colimação, coerência e eficiência.

Colimação: Refere-se ao facto de o feixe ter limites espaciais específicos, o que assegura que existe um tamanho e uma forma constantes do feixe emitido pela cavidade do laser. Um aparelho de raios X dentário produz radiação com esta propriedade.

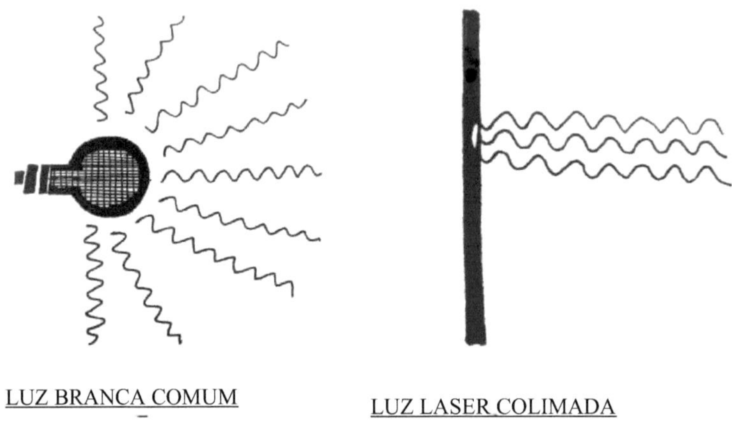

Fig. 2 Diferença entre a luz branca normal e o feixe laser colimado,

Coerência: Significa que as ondas luminosas produzidas no instrumento são todas iguais. Estão todas em fase umas com as outras e têm formas de onda idênticas, ou seja, todos os picos e vales são equivalentes.

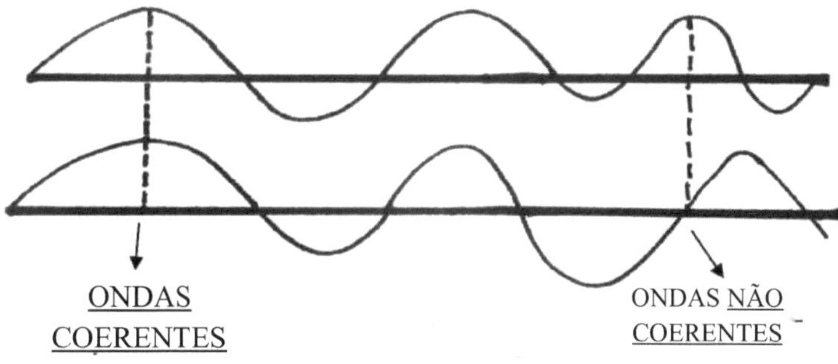

Fig. 3 Coerência das ondas

Eficiência: É a caraterística clinicamente útil da luz laser. Utilizando a tabela

Como exemplo, uma lâmpada de incandescência produz uma grande quantidade de calor como subproduto da iluminação. Uma lâmpada de 100 watts produz cerca de 20 watts de luminescência e aproximadamente 80 watts de energia radiante invisível que aquece a área circundante mas não fornece luz; no entanto, 2 watts de luz laser Nd: YAG fornecem a energia térmica para incisar com precisão uma papila gengival. [8]

AMPLIFICAÇÃO

A amplificação por emissão estimulada de radiação é um processo que ocorre no interior do dispositivo e foi postulado por Albert Einstein em 1916.[25] A identificação dos componentes de um instrumento laser é útil para compreender como a luz é produzida.

Uma cavidade ótica encontra-se no centro do dispositivo. O núcleo da cavidade é constituído por elementos químicos, moléculas ou compostos e é designado por meio ativo. Os lasers são designados genericamente pelo material do meio ativo, que pode ser um recipiente de gás, um cristal ou um semicondutor de estado sólido. Existem dois lasers de meio ativo gasoso utilizados em medicina dentária: árgon e CO_2 . Os restantes disponíveis são bolachas semicondutoras de estado sólido feitas com várias camadas de metais como o gálio, alumínio, índio e arsénio ou varetas sólidas de cristal de granada cultivadas com várias combinações de ítrio, alumínio, escândio e gálio e depois dopadas com os elementos crómio, neodímio ou érbio. Existem dois espelhos, um em cada extremidade da cavidade ótica, colocados paralelamente um ao outro.[4] Estes espelhos actuam como ressonadores e ajudam a colimar e a amplificar o feixe em desenvolvimento. Um sistema de arrefecimento, lentes de focagem e outros controlos completam os componentes mecânicos.[21]

EMISSÃO ESTIMULADA

O termo "emissão estimulada" tem a sua base na teoria quântica da física, introduzida em 1900 pelo físico alemão Max Planck[26] e posteriormente conceptualizada como estando relacionada com a arquitetura atómica por Niels Bohr[27] , um físico dinamarquês.

Um quantum, a mais pequena unidade de energia, é absorvido pelos electrões de um átomo ou molécula, causando uma breve excitação; em seguida, um quantum é libertado, um processo chamado emissão espontânea. Esta emissão quântica, também designada por fotão, pode ter vários comprimentos de onda, uma vez que existem algumas órbitas electrónicas com diferentes níveis de energia num átomo. A luz incandescente é produzida desta forma. A energia eléctrica energiza o filamento de tungsténio de uma lâmpada doméstica, fazendo-o brilhar.

Albert Einstein[28] teorizou que um quantum adicional de energia viajando no campo do átomo excitado que tem o mesmo nível de energia de excitação resultaria na libertação de dois quanta, um fenómeno que ele denominou emissão estimulada, que ocorreria imediatamente antes de o átomo poder sofrer emissão espontânea.

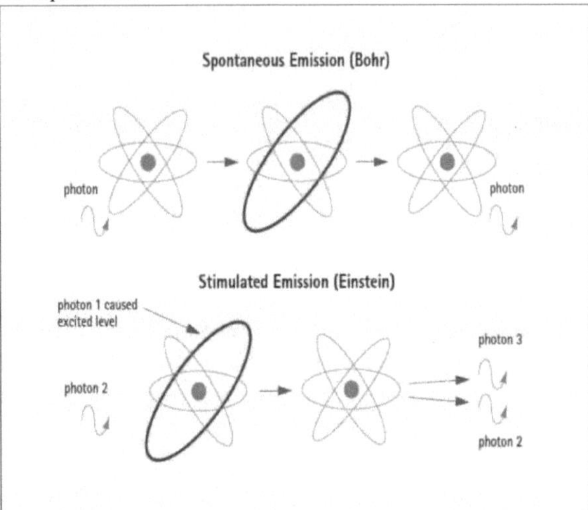

Fig. 4 Emissão fotónica, mostrando a emissão espontânea (modelo de Bohr, em cima) e a emissão estimulada (modelo de Einstein, em baixo)

A energia é emitida, ou irradiada, como dois fotões idênticos, viajando como uma onda coerente. Estes fotões são capazes de energizar mais átomos, que emitem ainda mais fotões idênticos, estimulando mais átomos circundantes. Se as condições forem adequadas, ocorre uma inversão da população, o que significa que a maioria dos átomos do meio ativo se encontra no estado elevado e não no estado de repouso.

É necessário um fornecimento constante de energia, denominado mecanismo de bombagem, para manter esta excitação. Os espelhos em cada extremidade do meio ativo reflectem estes fotões para trás e para a frente para permitir mais emissão estimulada, e as passagens sucessivas através do meio ativo aumentam a potência do feixe de fotões: Este é o processo de amplificação.

O processo gera algum calor e a cavidade ótica tem de ser arrefecida. O paralelismo dos espelhos assegura a colimação da luz. Um dos espelhos é seletivamente transmissivo, permitindo que a luz com energia suficiente saia da cavidade ótica.[4]

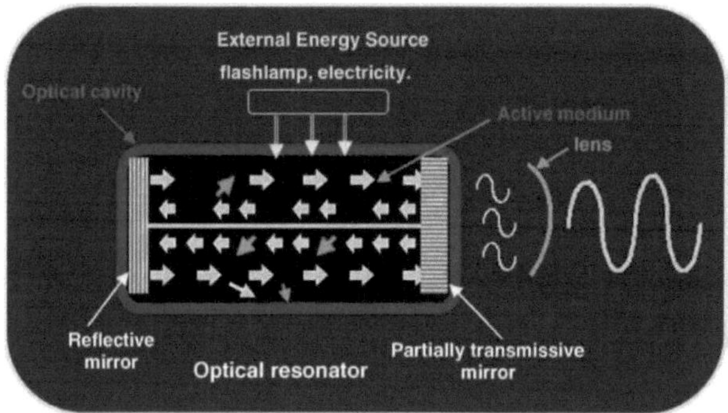

Fig.4. Os componentes básicos de um laser. A fonte de excitação fornece energia para que a emissão estimulada ocorra no meio ativo. Os fotões são então amplificados pelos espelhos e emergem como luz laser.

RADIAÇÃO

A radiação refere-se às ondas de luz produzidas pelo laser como uma forma particular de energia electromagnética. O espetro eletromagnético é o conjunto completo de ondas de energia que vão desde os raios gama, cujo comprimento de onda é de cerca de 10^{-12} m, até às ondas de rádio, cujo comprimento de onda pode ser de milhares de metros. Os comprimentos de onda muito curtos, inferiores a cerca de 300 nm, são designados por ionizantes. Este termo refere-se ao facto de a radiação de alta frequência (menor comprimento de onda) ter um grande momento fotónico, medido em electrões-volt por fotão.[29]

Esta energia fotónica mais elevada pode penetrar profundamente nos tecidos biológicos e produzir átomos e moléculas carregados. Os comprimentos de onda superiores a 300 nm têm menos energia de fotões e causam excitação e aquecimento do tecido com o qual interagem. Todos os dispositivos de laser dentário disponíveis têm comprimentos de onda de emissão de aproximadamente 0,5 |im (ou 500 nm) a 10,6 |im (ou 10.600 nm). Estão, portanto, dentro da parte visível ou invisível do infravermelho não ionizante do espetro eletromagnético e emitem radiação térmica. [8] Todos os lasers dentários emitem um comprimento de onda de luz visível ou um comprimento de onda de luz infravermelha invisível na parte do espetro não ionizante denominada radiação térmica.[10]

A linha divisória entre a parte ionizante (ou seja, a parte mutagénica do ADN celular do espetro) e a parte não ionizante situa-se na junção da luz ultravioleta e da luz violeta visível.[4]

Existem quatro instrumentos que emitem luz visível:

1. Laser de árgon: Comprimento de onda azul de 488 nm
2. Laser de árgon: Comprimento de onda azul-verde de 514 nm
3. Lasers de granada de ítrio-alumínio dopado com neodímio (Nd: YAG) e de fosfato de titanilo e potássio (KTP): Comprimento de onda verde de 532 nm
4. Lasers de baixo nível: Comprimentos de onda vermelhos não cirúrgicos de 635 nm (para terapia) e 655 nm (para deteção de cáries)

(É de notar que os lasers de árgon já não são fabricados como instrumentos cirúrgicos dentários, embora continuem a ser utilizados em procedimentos médicos).

Outros lasers dentários emitem luz laser invisível na zona do infravermelho próximo, médio e distante do espetro eletromagnético. Estes incluem dispositivos de baixo nível, não cirúrgicos, entre aproximadamente 800 e 900 nm, bem como instrumentos cirúrgicos:

- Laser de díodo - comprimentos de onda entre 800 e 830 nm e um meio ativo semicondutor de alumínio, gálio e arsenieto

- Laser de díodo - 904 nm, com um meio ativo de gálio e arsenieto
- Laser de díodo - 940 e 980 nm e um meio ativo semelhante de índio, gálio e arsenieto
- Laser de granada de ítrio e alumínio dopado com neodímio (Nd: YAG) 1,064 nm
- Laser de granada de ítrio e escândio gálio dopado com érbio e crómio (Er,Cr: YSGG) - 2.780 nm. Laser de granada de alumínio e ítrio dopado com érbio (Er: YAG) - 2940 nm

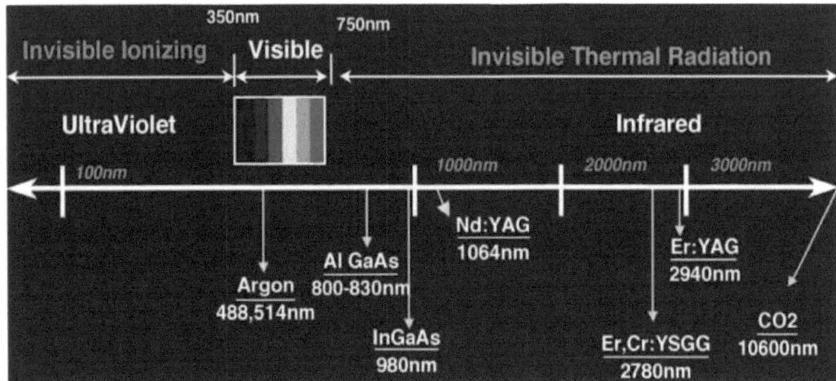

- Laser de dióxido de carbono (CO_2)-10600nm.[21]

Fig. 5 Uma parte do espetro eletromagnético que mostra os comprimentos de onda do laser dentário utilizados para tratamento.

Capítulo 3

CLASSIFICAÇÃO DOS LASERS

A. De acordo com o meio ativo: Os lasers podem ser classificados em:

a) Utilização de meios activos sólidos (cristais), ou seja, lasers Er: YAG, Nd: YAG, Ho:YAG;
b) Utilização de fluidos, ou seja, os lasers de corante
c) Utilizando gases, ou seja, CO_2, He: Ne, lasers de árgon
d) Utilização de semicondutores, ou seja, lasers de díodos.

B. Depende da definição de potência utilizada:

A) Lasers suaves que utilizam uma definição de potência em nível de mW a W
B) Lasers duros (cirúrgicos) que utilizam um nível de potência entre W e kW.

C. De acordo com o nível de segurança do laser (classe de segurança 1, 2, 3A, 3B e 4)

As classes são diferenciadas por uma combinação da potência de saída dos lasers de emissão contínua ou da energia por impulso dos lasers pulsados e do tempo de visualização do feixe.

Classe I

Os lasers desta categoria que funcionam em condições normais de funcionamento não representam um perigo para a saúde. Estes dispositivos estão normalmente totalmente fechados e o feixe não sai da caixa. Um leitor de CD seria um exemplo. A potência de saída de um laser de classe I é medida em décimos de miliwatts. Classe II

Os lasers desta categoria emitem apenas luz visível com baixa potência e não constituem normalmente um perigo devido às reacções normais de pestanejo e aversão do ser humano. Um leitor de códigos de barras de supermercado e alguns pequenos ponteiros laser são exemplos desta classe. A potência de saída máxima permitida para estes dispositivos é de 1 mW. Existem duas subclasses:

A classe IIa é perigosa quando vista diretamente durante mais de 1000 segundos

A classe IIb tem um tempo de visualização perigoso de um quarto de segundo, que é o tempo de um reflexo de pestanejo normal.

Classe IIIa

Os lasers desta categoria podem emitir qualquer comprimento de onda e têm uma potência de saída inferior a 0,5 W de luz visível, ou aproximadamente 0,1 a 0,2 W nas outras partes do espetro eletromagnético. Nesta classe, quando a luz laser é vista apenas momentaneamente (dentro do período de resposta de aversão ou do reflexo de pestanejar - um quarto de segundo), não prejudica o olho desprotegido. Estes lasers têm uma etiqueta de precaução.

Classe IIIb

Estes lasers podem constituir um perigo para os olhos desprotegidos se forem vistos diretamente ou se forem vistos com luz reflectora durante algum tempo. A potência de saída não pode ser superior a 0,5 W de qualquer radiação electromagnética. Os lasers da classe IIIb não causam riscos de reflexão quando se utilizam superfícies mate (não brilhantes) e não produzem normalmente riscos de incêndio. Um laser de cura de árgon, apenas se regulado para menos de 0,5 W, constituiria um exemplo deste tipo de dispositivo. Os lasers terapêuticos de baixa intensidade pertencem à classe IIIa ou IIIb, consoante o comprimento de onda de emissão e a duração da exposição. Dado que estes lasers têm normalmente um tempo de tratamento dentário medido em minutos, é necessário utilizar proteção ocular.

Classe IV

Esta categoria de lasers é perigosa quando vista diretamente e pode produzir reflexos difusos perigosos. Qualquer potência de saída superior a 0,5 W, medida em onda contínua ou em emissão pulsada, constitui um laser de classe IV. Estes dispositivos também apresentam riscos de incêndio e de pele. Os lasers atualmente utilizados em medicina dentária são da classe IIIb ou da classe IV; por conseguinte, apresentam a possibilidade de lesões oculares e cutâneas graves. Os lasers da classe IV também podem inflamar objectos inflamáveis (como gaze humedecida em álcool) e podem criar contaminantes perigosos no ar.

É de salientar que os reflexos humanos de pestanejar e de aversão não servem de proteção ocular quando se utilizam instrumentos laser dentários. É evidente que outros factores, como as condições em que o laser é utilizado, o nível de formação em segurança dos indivíduos que utilizam os lasers e outros factores ambientais, são importantes para determinar o controlo de segurança necessário... medidas.[30]

Capítulo 4

SISTEMAS DE ENTREGA DE LASER

O feixe coerente e colimado de luz laser deve ser enviado para o local da cirurgia através de vários meios que devem ser ergonómicos e precisos. Existem dois sistemas de entrega utilizados nos lasers dentários norte-americanos disponíveis.

1. guia de onda oco ou tubo : É flexível e tem um acabamento interior espelhado. A energia laser é reflectida ao longo deste tubo e sai através de uma peça de mão na extremidade cirúrgica, com o feixe a atingir o tecido sem contacto. Uma ponta acessória de safira ou de metal oco pode ser ligada à extremidade do guia de ondas para contacto com o local da cirurgia.

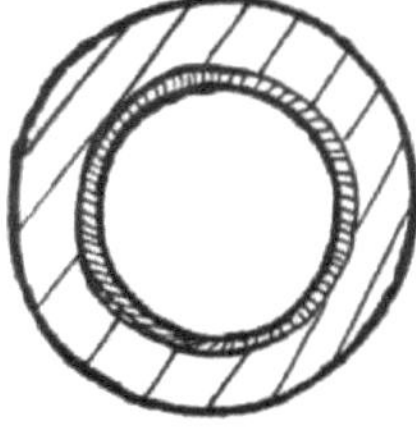

Fig 6 Guia de onda oca

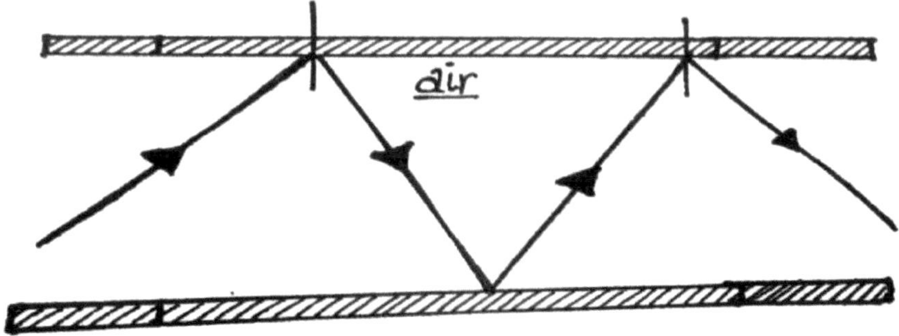

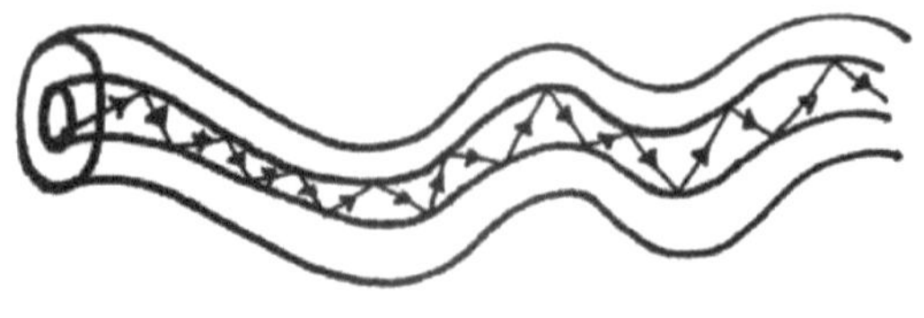

Fig. 7 Reflexão completa das ondas no interior da guia de ondas

2 . Cabo de fibra ótica de vidro: Este cabo pode ser mais flexível do que o guia de ondas, tem uma diminuição correspondente no peso e na resistência ao movimento, e é normalmente mais pequeno em diâmetro (alguns lasers para tecidos moles têm fibras ópticas com tamanhos que variam entre 200-600 |im). Embora o componente de vidro esteja envolvido numa bainha resiliente, pode ser frágil e não pode ser dobrado num ângulo agudo. A fibra encaixa-se confortavelmente numa peça de mão com a extremidade nua saliente ou, no caso da família de lasers de érbio, com uma ponta de safira ou de quartzo anexada. Este sistema de fibras pode ser utilizado em modo de contacto ou sem contacto. Na maioria das vezes, é utilizado em modo de contacto, tocando diretamente o local da cirurgia.

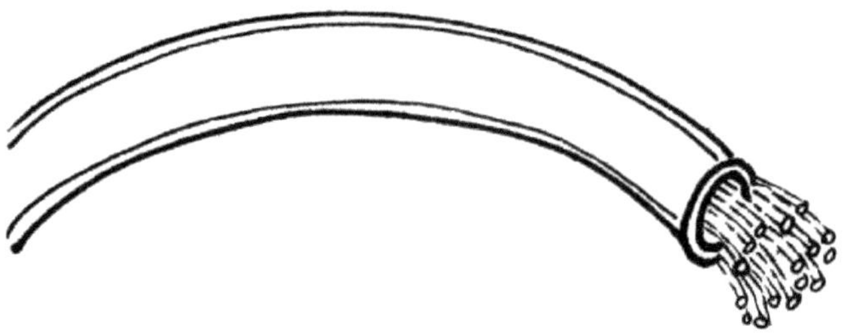

Fig. 8 Cabo de fibra ótica de vidro

Os instrumentos de comprimento de onda mais curto, como os lasers KTP, de díodo e Nd: YAG, têm sistemas de fibra ótica pequenos e flexíveis com fibras de vidro nuas que fornecem a energia do laser ao tecido alvo. Os dispositivos de Erbium e CO_2 são construídos com fibras de vidro mais rígidas, guias de onda ocos semi-flexíveis ou braços articulados. Alguns destes sistemas utilizam pequenas pontas de quartzo ou safira que se fixam ao dispositivo laser para contacto com o tecido alvo, enquanto outros não contactam diretamente com o tecido. Além disso, os lasers de érbio utilizam um jato de água para arrefecer os tecidos duros.

Todos os instrumentos dentários convencionais, manuais ou rotativos, têm de tocar fisicamente o tecido a ser tratado, dando ao operador um feedback instantâneo. Como mencionado, os lasers dentários podem ser utilizados com ou sem contacto. Clinicamente, um laser utilizado com contacto pode proporcionar um acesso fácil a áreas de tecido que, de outra forma, seriam difíceis de alcançar. A ponta da fibra pode ser facilmente inserida numa bolsa periodontal para remover pequenas quantidades de tecido de granulação, por exemplo. No modo sem contacto, o feixe é direcionado para o alvo a uma certa distância do mesmo. Esta modalidade é útil para seguir vários contornos de tecido, mas a perda da sensação tátil exige que o cirurgião preste muita atenção à interação do tecido com a energia do laser. Todos os lasers dentários invisíveis estão equipados com um feixe de mira separado, que pode ser laser ou luz convencional. O feixe de mira é emitido co-axialmente ao longo da fibra ou guia de ondas e mostra ao operador o ponto exato onde a energia do laser será focada.

Com o guia de ondas oco ou o braço articulado, haverá um ponto preciso no ponto focal onde a energia é maior, e esse ponto deve ser utilizado para cirurgia incisional e excisional. No caso da fibra ótica, o ponto focal está na ponta da fibra ou próximo dela, que também tem a maior energia. Quando a peça de mão é afastada do tecido e do ponto focal, o feixe é desfocado e torna-se mais divergente. A uma pequena distância divergente, o feixe pode cobrir uma área maior, o que seria útil para obter hemostasia. A uma distância maior, o feixe perderá o seu sucesso porque a energia será dissipada.

Capítulo 5

MODOS DE EMISSÃO LASER

Existem dois modos básicos de emissão de comprimento de onda para os lasers dentários em função do tempo: constante ligado ou pulsado ligado ou desligado. Os lasers pulsados podem ainda ser divididos em duas formas distintas de fornecimento de energia ao tecido alvo.
Assim, são descritos três modos de emissão diferentes.[4]

- Emissão de onda contínua: Significa que a energia do laser é emitida continuamente - enquanto o laser estiver ativado - e produz uma interação constante com os tecidos. O feixe é emitido apenas num nível de potência enquanto o operador pressiona o pedal. Os lasers de CO_2 , de árgon[9] e de díodo funcionam desta forma. Estes lasers estão, por vezes, equipados com um obturador mecânico com um circuito de tempo ou um mecanismo digital para produzir energia gated ou superpulsada. A duração dos impulsos pode variar entre décimos de segundo e algumas centenas de microssegundos.
- Modo Gated-pulse - Há alternâncias periódicas da energia do laser, tal como uma luz intermitente. Este modo é conseguido através da abertura e fecho de um obturador mecânico à frente do percurso do feixe de uma emissão de onda contínua. Todos os dispositivos cirúrgicos que funcionam em onda contínua têm esta caraterística de pulsação fechada. Uma variação deste tipo de pulsação é

  o modo superpulsado, que encurta significativamente a largura do impulso para 50 milissegundos. São produzidas potências de pico cerca de 10 vezes superiores às das medições de potência de onda contínua e a carbonização do tecido pode ser reduzida.[8]

- Emissão de impulsos em funcionamento livre - Ocorre com rajadas muito curtas de energia laser devido a um mecanismo de bombagem de lâmpada de flash. As durações habituais dos impulsos são da ordem das centenas de microssegundos e existe um intervalo relativamente longo entre os impulsos. Os dispositivos Nd: YAG, Er: YAG e Er,Cr: YSGG funcionam como lasers pulsados de funcionamento livre.[10] Esta emissão é única na medida em que são emitidos grandes picos de energia de luz laser durante um curto período de tempo, normalmente em microssegundos, seguido de um período de tempo relativamente longo em que o laser está desligado. Por exemplo, um laser pulsado de funcionamento livre com uma duração de impulso de 100 microssegundos com impulsos emitidos a 10 por segundo significa que a energia no local da cirurgia está presente durante 1/1000 de segundo e ausente durante os restantes 99,9% desse segundo. Os dispositivos pulsados de funcionamento livre têm uma lanterna que emite rapidamente o meio ativo. A temporização desta emissão é controlada por computador e não mecanicamente, como num dispositivo de impulsos fechados. Com cada impulso, são geradas potências de pico elevadas de centenas ou milhares de watts. No entanto, como a duração do impulso é curta, a potência média que o tecido experimenta é pequena. Os dispositivos pulsados de funcionamento livre não têm uma onda contínua ou uma saída pulsada fechada.[8]

Estão disponíveis instrumentos laser médicos e científicos cuja duração dos impulsos se situa na gama dos nanossegundos (um bilionésimo de segundo) e dos picosegundos (um trilionésimo de segundo) e mais pequenos. Estes podem gerar potências de pico enormes, mas as energias de

impulso calculadas são pequenas, permitindo uma maior precisão cirúrgica. Alguns instrumentos semelhantes podem ser controlados para emitir um único impulso.[4]
O princípio importante de qualquer modo de emissão de laser é que a energia luminosa atinge o tecido durante um determinado período de tempo, produzindo uma interação térmica.[31] Se o laser estiver num modo pulsado, o tecido visado tem tempo para arrefecer antes de ser emitido o impulso seguinte de energia laser. No modo de onda contínua, o operador tem de interromper manualmente a emissão do laser para que possa ocorrer o relaxamento térmico do tecido.
Os tecidos moles finos ou frágeis, por exemplo, devem ser tratados num modo pulsado, de modo a que a quantidade e a taxa de remoção de tecido sejam mais lentas, mas a possibilidade de danos térmicos irreversíveis no tecido alvo e no tecido não alvo adjacente seja mínima Intervalos mais longos entre impulsos também podem ajudar a evitar a transferência de calor para o tecido circundante. Além disso, um fluxo de ar suave ou uma corrente de ar proveniente da sucção de grande volume ajuda a manter a área mais fresca. Do mesmo modo, quando se utilizam lasers para tecidos duros, um jato de água ajuda a evitar a microfractura das estruturas cristalinas e reduz a possibilidade de carbonização. Por outro lado, o tecido espesso, denso e fibroso requer mais energia para ser removido e, pela mesma razão, o esmalte dentário, com o seu conteúdo mineral mais elevado, requer mais energia de ablação do que as cáries mais macias e aquosas. Em qualquer dos casos, se for utilizada demasiada energia térmica, a cicatrização pode ser atrasada e pode ocorrer um aumento do desconforto pós-operatório.

ENERGIA LASER E TEMPERATURA DOS TECIDOS

O principal efeito da energia laser é fototérmico (ou seja, a conversão da energia da luz em calor).31 Este efeito térmico da energia laser no tecido depende do grau de aumento da temperatura e da correspondente reação da água intersticial e intracelular. A taxa de aumento da temperatura desempenha um papel importante neste efeito e depende de alguns factores, como o arrefecimento do local da cirurgia e a capacidade do tecido circundante para dissipar o calor. Os vários parâmetros do laser utilizados no procedimento também são importantes, como o modo de emissão, a densidade de potência e o tempo de exposição. À medida que a energia do laser é absorvida, ocorre aquecimento.
O primeiro evento, a hipertermia, ocorre quando o tecido é elevado acima da temperatura normal, mas não é destruído. A temperaturas de aproximadamente 60°C, as proteínas começam a desnaturar sem qualquer vaporização do tecido subjacente. O tecido embranquece ou branqueia, o que pode ser observado quando a albumina de uma clara de ovo muda de clara para leitosa durante a cozedura. Este fenómeno é útil na remoção cirúrgica de tecido granulomatoso doente, porque se a temperatura do tecido puder ser controlada, a parte biologicamente saudável pode permanecer intacta. A coagulação refere-se ao dano irreversível ao tecido, congela o líquido numa massa semi-sólida macia. Este processo produz o efeito desejável de hemostasia, através da contração da parede do vaso.
As bordas dos tecidos moles podem ser "soldadas" com um aquecimento uniforme a 70°C a 80°C, onde existe aderência das camadas devido à aderência devida ao desdobramento helicoidal da molécula de colagénio e ao entrelaçamento com segmentos adjacentes. Quando o tecido alvo contendo água é elevado a uma temperatura de 100°C, ocorre a vaporização da água no seu interior, um processo também designado por ablação. Uma vez que o tecido mole é composto por uma percentagem muito elevada de água, a excisão do tecido mole começa a esta temperatura.[21] Há uma mudança física de estado; os componentes sólidos e líquidos transformam-se em vapor sob a forma de fumo ou vapor. Como os tecidos moles são compostos por uma elevada percentagem de água, a excisão dos tecidos moles começa a esta temperatura. Os cristais de apatite e outros minerais do tecido duro dentário não são ablacionados a esta temperatura, mas a componente água é vaporizada e o jato

de vapor resultante expande-se e depois explode a matéria circundante em pequenas partículas. Esta mistura de vapor e sólidos é depois aspirada. Esta micro-explosão do cristal de apatite é designada por "spallation". Se a temperatura do tecido continuar a ser elevada até cerca de 200°C, este é desidratado e depois queimado na presença de ar. O carbono, como produto final, absorve todos os comprimentos de onda. Assim, se a energia laser continuar a ser aplicada, a camada superficial carbonizada absorve o feixe incidente, tornando-se um dissipador de calor (à medida que o laser continua) e impedindo a ablação normal do tecido. A condução de calor provoca um trauma térmico colateral numa área alargada.[4]

Temperatura do tecido (°C)	Efeito observado
37 50	Hipertermia
60 70	Coagulação, desnaturação de proteínas
70 80	Soldadura
100 150	Vaporização, ablação
>200	Carbonização

8

Capítulo 6
INTERACÇÃO LASER-TECIDO

Diferentes comprimentos de onda do laser têm diferentes coeficientes de absorção com os componentes primários do tecido dentário: água, pigmento, conteúdo sanguíneo e mineral, e a energia do laser pode ser transmitida ou absorvida com base na composição do tecido alvo.[21]
A luz laser pode ter quatro interações diferentes com o tecido alvo, dependendo das propriedades ópticas desse tecido. As estruturas dentárias têm uma composição complexa, e estes quatro fenómenos ocorrem em conjunto e com algum grau de intensidade relativamente uns aos outros.[4]

- Absorção: A primeira e mais desejada interação é a absorção da energia do laser pelo tecido pretendido. A quantidade de energia que é absorvida pelo tecido depende das caraterísticas do tecido, como a pigmentação e o teor de água, e do comprimento de onda do laser[32] e do modo de emissão. A hemoglobina, a molécula que transporta o oxigénio para os tecidos, reflecte comprimentos de onda vermelhos, conferindo cor ao sangue arterial. Por conseguinte, é fortemente absorvida pelos comprimentos de onda azuis e verdes. O sangue venoso, que contém menos oxigénio, absorve mais luz vermelha e parece mais escuro. O pigmento melanina, que dá cor à pele, é fortemente absorvido por comprimentos de onda curtos. A água, a molécula universalmente presente, tem diferentes graus de absorção por diferentes comprimentos de onda.

As estruturas dentárias têm diferentes quantidades de conteúdo de água por peso. Uma classificação do mais baixo para o mais alto mostraria o esmalte (com 2% a 3%), a dentina, o osso, o cálculo, a cárie e os tecidos moles (com cerca de 70%). A hidroxiapatite é o principal componente cristalino dos tecidos duros dentários e tem uma vasta gama de absorção, dependendo do comprimento de onda. Em geral, os comprimentos de onda mais curtos (de cerca de 500-1000 nm) são facilmente absorvidos pelos tecidos pigmentados e pelos elementos sanguíneos. O árgon é altamente atenuado pela hemoglobina. O díodo e o Nd: YAG têm uma elevada afinidade pela melanina e uma menor interação com a hemoglobina. Os comprimentos de onda mais longos são mais interactivos com a água e a hidroxiapatite. O maior pico de absorção da água situa-se imediatamente abaixo dos 3000 nm, o que corresponde ao comprimento de onda do Er: YAG. O érbio é também bem absorvido pela hidroxiapatite.CO_2 a 10.600 nm é bem absorvido pela água e tem a maior afinidade com a estrutura dentária.[21]

Para além das propriedades ópticas de absorção únicas, todos os comprimentos de onda têm diferentes profundidades de penetração nos tecidos. A família de lasers de érbio é essencialmente absorvida na superfície do material alvo, enquanto que os dispositivos de díodo podem atingir alguns milhares de camadas mais profundas no tecido .
tecido.

- Transmissão: O segundo efeito é a transmissão da energia do laser diretamente através do tecido sem qualquer efeito no tecido alvo, o inverso da absorção. Este efeito é altamente dependente do comprimento de onda da luz laser. A água, por exemplo, é relativamente transparente aos comprimentos de onda mais curtos, como o árgon, o díodo e o Nd: YAG, ao passo que os fluidos dos tecidos absorvem prontamente a família do érbio e o CO_2 na superfície exterior, pelo que há pouca energia transmitida aos tecidos adjacentes. A profundidade do feixe laser focado varia com a velocidade do movimento e a densidade de potência. Em geral, a família do érbio actua principalmente na superfície, com uma profundidade de absorção de aproximadamente 0,01 mm, enquanto os díodos de 800 nm são transmitidos através do tecido a profundidades de até 100 mm, um fator de 10.000. Como outro exemplo, os lasers de díodo e Nd: YAG são transmitidos através do cristalino, da íris e da córnea do olho e são absorvidos na retina.

- Reflexão: O terceiro efeito é a reflexão, ou seja, o feixe é redireccionado para fora da superfície, não tendo qualquer efeito no tecido alvo. Um dispositivo laser para deteção de cáries utiliza a luz reflectida para medir o grau de estrutura sólida do dente. A luz reflectida pode manter a sua colimação num feixe estreito ou tornar-se mais difusa. O feixe de laser torna-se geralmente mais divergente à medida que a distância da peça de mão aumenta. No entanto, o feixe de alguns lasers pode ter uma energia adequada a distâncias superiores a 3 m. Esta reflexão pode ser perigosa porque a energia é direcionada para um alvo não intencional, como os olhos; esta é uma das principais preocupações de segurança no funcionamento do laser.

- Dispersão: O quarto efeito é a dispersão da luz laser, enfraquecendo a energia pretendida e, possivelmente, não produzindo qualquer efeito biológico útil. A dispersão do feixe de laser pode provocar a transferência de calor para o tecido adjacente ao local da cirurgia, podendo ocorrer danos indesejados. No entanto, um feixe deflectido em diferentes direcções é útil para facilitar a cura da resina composta ou para cobrir uma área ampla.[4]

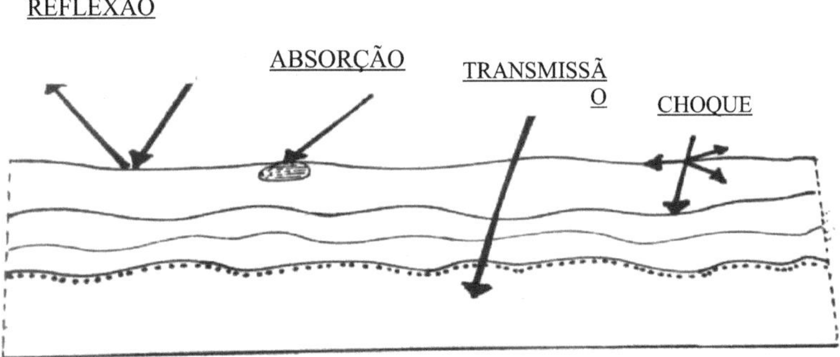

Fig. 9 Interações laser-tecido

São possíveis alguns efeitos fotobiológicos quando se utiliza um laser dentário.

O princípio da interação laser-tecido é fototérmico, o que significa que a energia é transformada em calor. As incisões e excisões cirúrgicas com a precisão e hemostasia que as acompanham são um dos muitos resultados de um evento fototérmico quando os parâmetros de funcionamento são corretos.

Existem efeitos fotoquímicos que o laser pode estimular reacções químicas, como a cura da resina composta; e quebrar ligações químicas, como a utilização de compostos fotossensíveis que, quando expostos à energia do laser, podem produzir um radical de oxigénio singlete para desinfeção de bolsas periodontais e canais endodônticos.
Certos pigmentos biológicos, ao absorverem a luz laser, podem fluorescer, o que pode ser utilizado para a deteção de cáries nos dentes. O laser pode ser utilizado num modo não cirúrgico para bioestimulação de uma cicatrização mais rápida de feridas, alívio da dor, aumento do crescimento de colagénio e um efeito anti-inflamatório geral. O impulso da energia laser nos tecidos dentários duros pode produzir uma onda de choque, que pode explodir ou pulverizar o tecido, criando uma cratera abrasiva. Este é um exemplo do efeito fotoacústico da luz laser.

Para resumir o efeito de interação dos tecidos de uma determinada máquina, devem ser considerados alguns factores.

1. Cada comprimento de onda do laser afectará determinados componentes do tecido alvo; o teor de água, a cor do tecido e a composição química estão todos inter-relacionados.

2. O diâmetro do ponto de laser, quer seja aplicado em contacto ou sem contacto com o tecido, criará uma determinada densidade de energia: quanto mais pequeno for o feixe, maior será a densidade de energia. Por exemplo, um diâmetro de feixe de 200 microns comparado com um feixe de

   O laser com um diâmetro de 300 microns com a mesma definição de saída terá mais do dobro da densidade de energia. O resultado da utilização de um ponto mais pequeno aumentará assim consideravelmente a transferência térmica do laser para o tecido e o correspondente aumento da absorção de calor nessa área mais pequena. Se o feixe tiver divergência, o facto de o afastar do tecido aumentará o seu diâmetro, diminuindo assim a densidade de energia. [10]

3. O período de tempo durante o qual o feixe atinge o tecido alvo afecta a taxa de aumento da temperatura do tecido. Esse tempo também pode ser regulado pela taxa de repetição do modo de emissão do laser pulsado.

4. A utilização de um spray de água ou de ar também pode proporcionar algum arrefecimento do tecido, o que afectaria a taxa de vaporização.[21]

Capítulo 7
APLICAÇÃO DE COMPRIMENTOS DE ONDA LASER

1. DIAGNÓSTICO

O cálculo dentário em si não é um fator etiológico direto para o desenvolvimento da doença periodontal. A possibilidade de detetar o cálculo subgengival deve ser enfatizada para controlar a remoção completa do cálculo após a destartarização convencional e o alisamento radicular.
A radiação laser de díodo pode induzir quantidades mais elevadas de fluorescência no cálculo subgengival do que no cemento, pelo que o cálculo subgengival pode ser detectado de forma fiável nas superfícies radiculares utilizando a fluorescência laser induzida pela radiação laser de díodo de 655 nm.[33] A fluorescência não é influenciada pelo sangue ou pela saliva; além disso, os valores de fluorescência laser na superfície da raiz estão fortemente correlacionados com a presença de cálculo.[34]

2. REDUÇÃO BACTERIANA

A inflamação gengival é aumentada pela colonização bacteriana, especialmente por bastonetes gram-negativos, que estão intimamente relacionados com a destruição dos tecidos de suporte. Os métodos convencionais, como a higiene oral e o desbridamento, não têm sido eficazes na eliminação de todos os tipos de bactérias envolvidas na patogénese da doença periodontal.[35] Estas limitações levaram a uma mudança de ênfase de uma abordagem puramente mecânica para a utilização de novas modalidades técnicas com efeitos bactericidas adicionais, como os lasers.[2] Além disso, com o aumento do número de estirpes de microrganismos resistentes aos antibióticos, a procura de tratamentos alternativos para as infecções microbianas torna-se especialmente importante.[12] As principais bactérias *Aggregatibacter (Actinobacillus) actinomycetemcomitans*, *Porphyromonas gingivalis*, *Bacteroides forsythus* e *Prevotella intermedia* estão frequentemente presentes nas bolsas periodontais profundas. A maioria dos estudos relatados centra-se na ação de vários comprimentos de onda laser sobre estas espécies bacterianas selecionadas.[36] O sucesso de qualquer comprimento de onda laser é largamente influenciado pelas caraterísticas de absorção da estrutura bacteriana que é correspondida pelo feixe incidente. A existência indeterminada de parâmetros específicos de dosagem da energia laser, concentração de colónias bacterianas e precisão da exposição, pode dar origem a algum ceticismo quanto à previsibilidade desta terapia. Vários estudos demonstram o sucesso da energia laser em estirpes bacterianas encontradas na bolsa doente e os resultados globais são positivos.[37,38,39,40] Alguns estudos referem o papel adicional dos lasers em conjunto com a destartarização e com preparações antibióticas aplicadas localmente.[41,42] Os níveis de energia incidente empregues são suficientes para ablacionar a estrutura celular bacteriana. No entanto, o protocolo necessário para tornar qualquer bolsa periodontal "estéril" parece ser difícil de quantificar. Um estudo de Bornstein[43] descreve a utilização do laser de díodo em conjunto com o azul de metileno; o seu objetivo é abordar algumas das dificuldades da utilização deste comprimento de onda dentro dos limites da bolsa periodontal. Frequentemente, a acumulação de carvão e material proteico desnaturado na fibra de entrega do laser de díodo resulta no desenvolvimento de uma ponta carbonizada, com a temperatura a subir acima de

700 °C. Se não for removido, este facto pode acentuar o feixe laser subsequente e pode resultar na emissão de energia térmica radiante a partir dos depósitos, levando a danos indesejados subsequentes na delicada estrutura do tecido. A utilização de azul de metileno como mediador químico cria um dissipador de calor para a energia térmica e aumenta a ação bactericida.[35]

A irradiação com Nd: YAG mostrou uma redução pós-terapêutica nos níveis de *Actinobacillus actinomycetemcomitans, Porphyromonas gingivalis, Prevotella intermedia, Bacteroides forsythus e Treponema denticola.*[44]

O laser de hélio-néon mostrou reduções significativas no nível de bactérias na presença de azul de toluidina O como fotossensibilizador. As reduções relatadas nas contagens viáveis foram de 96,6% para os anaeróbios, 100% para os anaeróbios de pigmentação negra, P. gingivalis e F. nucleatum, e 94,2% para os estreptococos[45] A fotossensibilização letal de P. gingivalis mediada pelo azul de toluidina resulta numa diminuição da perda óssea.[46] O laser de hélio-neon também pode ser utilizado como método terapêutico para inativar certas estirpes patogénicas de bactérias produtoras de porfirina sem a utilização de fotossensibilizadores externos.[47] Relativamente ao laser de Nd: YAG, alguns investigadores relataram um efeito de descontaminação[48] e a inativação das endotoxinas na superfície radicular periodontalmente doente.[2] A irradiação com o laser de díodo também diminui o nível de bactérias das bolsas periodontais, especialmente de *Actinobacillus actinomycetemcomitans, Prevotella intermedia* e *Porphyromonas gingivalis*. O laser de díodo ajuda a reduzir a inflamação e apoia a cicatrização das bolsas periodontais através do seu efeito bactericida.

O laser Er: YAG tem um elevado potencial bactericida[12] Revela um elevado efeito bactericida contra bactérias periodontopáticas a um baixo nível de energia,[49] e este laser também tem o potencial de remover toxinas difundidas no cemento radicular, tais como lipopolissacáridos bacterianos.[50] Os rácios de sobrevivência das bactérias viáveis nas colónias de *P. gingivalis* eliminadas diminuíram significativamente com a energia de 7,1 e 10,6 J/cm. A quantidade de bastonetes móveis e espiroquetas também diminuiu.[51] O número de *A. actinomytemcomitans* foi reduzido para 8,3% após a aplicação de 75 pulsos de laser. Para além da remoção selectiva da placa bacteriana e do cálculo, a radiação laser Er: YAG reduz o nível de bactérias nas superfícies radiculares.[52] As bactérias e os seus metabolitos fazem com que as células imunitárias produzam e segreguem diferentes tipos de mediadores pró e anti-inflamatórios, tais como interleucinas, factores de crescimento e prostaglandinas. A contaminação da superfície da raiz com estes mediadores interfere fortemente com a resposta inflamatória e a formação de novas ligações. A citocina pró-inflamatória IL-1 beta, como marcador de inflamação, foi detectada no fluido crevicular. Após a aplicação de laser com Nd: YAG ou instrumentação convencional com curetas, verificou-se uma redução da IL- beta crevicular. No entanto, o nível de IL- 1 beta também foi significativamente mais baixo no grupo de instrumentação convencional do que no grupo do laser.[53] A irradiação com laser Nd: YAG com vários níveis de energia, variando de 50 mJ, 10 pps a 150 mJ, 20 pps, durante 2 min, não destruiu eficazmente a endotoxina do cemento doente. Em contraste, após a irradiação com laser Er: YAG, a endotoxina média nas superfícies radiculares diminuiu significativamente de 19,86 lU/mL a 60 mJ para 8,58 lU/mL a 140mJ.[54]

O laser de CO2, no seu modo defocus, tem efeitos condicionantes da raiz, como a remoção da smear layer, a descontaminação[55] e a preparação de uma superfície favorável à fixação de fibroblastos. O efeito bacteriano da radiação do laser de árgon pode ser eficiente no tratamento de infecções clínicas causadas por espécies associadas ao biofilme, como a Prevotella e a Porphyromonas.[2]

Foi referido que a irradiação com laser Er: YAG revela elevadas propriedades bactericidas.[56] Ando et al[57] relataram inicialmente o efeito bactericida do laser de Er: YAG contra bactérias periodontopáticas. Além disso, foi possível obter efeitos bactericidas nos canais radiculares dentários e nas superfícies dos implantes através da irradiação com laser de Er: YAG. Acredita-se que não só elimina as bactérias, mas também inativa as toxinas bacterianas difundidas no cemento radicular. Yamaguchi et al[58] sugeriram que a irradiação com laser de Er: YAG eliminou eficaz e rapidamente a maior parte do lipopolissacarídeo nas superfícies radiculares extraídas e pode ser útil para o condicionamento radicular na terapia periodontal. Também foi referido que não foi produzida qualquer camada de esfregaço na superfície irradiada com laser de Er: YAG, em contraste com a destartarização manual e o alisamento radicular, após os quais é frequentemente observada uma camada de esfregaço, o que sugere uma possível vantagem da terapia periodontal com laser, uma vez que a presença de uma camada de esfregaço tem sido considerada prejudicial para a cicatrização dos tecidos periodontais, inibindo potencialmente ou retardando a reintegração das células na superfície radicular. Além disso, o cemento radicular e a dentina tratados com o laser Er: YAG sob refrigeração com água estavam livres de subprodutos tóxicos, como o cianato (NCO^-) e a cianamida $(NCN)^2$, que foram observados em superfícies irradiadas pelo laser CO_2 e que podem inibir a reinserção e a migração de fibroblastos. Isto indica que temperaturas extremamente elevadas, como as registadas durante a irradiação com laser de CO_2, não ocorrem durante a irradiação com laser de Er: YAG com irrigação de água. Gaspirc et al mostraram que o laser Er: YAG altera a morfologia e aumenta o processo de difusão da superfície da raiz sem qualquer dano térmico, enquanto o Nd: YAG altera a estrutura química.

3. APLICAÇÕES EM TECIDOS DUROS

Um dos principais objectivos do tratamento da periodontite é a remoção dos depósitos bacterianos e a paragem da progressão da doença. A destartarização e o alisamento radicular são o método convencional de controlo da microflora subgengival para o tratamento da periodontite. Alguns estudos relataram resultados valiosos tanto nos parâmetros clínicos como microbianos.[60,61] No entanto, a remoção completa do cálculo pode ser difícil, porque a morfologia da raiz (ou seja, furcações, irregularidades da superfície) torna muitas vezes complicada a obtenção das superfícies radiculares biologicamente compatíveis desejadas. Além disso, a remoção do cálculo com instrumentos manuais convencionais tem sido relatada como incompleta e relativamente demorada. Desde a introdução dos lasers na medicina dentária, a sua utilização clínica em periodontia tem vindo a ganhar importância.[14]

Os lasers foram inicialmente utilizados em medicina dentária em tratamentos de tecidos duros, como a remoção de cáries e a preparação de cavidades, como substituto do corte e perfuração mecânicos. Após a descoberta do laser de rubi em 1960, Goldman[62] e colaboradores tentaram a remoção de cáries in vitro utilizando o laser de rubi em 1964. Desde então, muitos investigadores investigaram os efeitos de vários lasers, como os lasers de árgon, CO_2 e Nd: YAG, nos tecidos duros dentários e nas cáries.[63] No entanto, os sistemas laser anteriores não eram indicados para procedimentos em tecidos duros devido a danos térmicos importantes.[64] Assim, estes sistemas laser mostraram apenas um potencial limitado para a prevenção de cáries e para a polimerização de materiais de restauração fotopolimerizáveis no domínio da medicina dentária preventiva e operatória.

O desenvolvimento deste laser trouxe a perspetiva de tratamento de tecidos duros em periodontia e endodontia, bem como em dentisteria operatória, incluindo dentisteria pediátrica. Os lasers de alta potência CO_2 e Nd: YAG comummente utilizados são capazes de uma excelente ablação de tecidos moles e têm um efeito hemostático adequado. Como tal, estes lasers foram geralmente aprovados para o tratamento de tecidos moles em periodontia e cirurgia oral. No entanto, estes lasers não são úteis para o tratamento da superfície radicular ou do osso alveolar, devido à carbonização destes tecidos e aos efeitos secundários térmicos importantes no alvo e nos tecidos circundantes. Até ao início da década de 1990, a utilização de sistemas laser na terapia periodontal estava limitada a procedimentos em tecidos moles, como a gengivectomia e a frenectomia, uma vez que a aplicação em tecidos duros periodontais se tinha revelado clinicamente pouco promissora.[64,65]

DETECÇÃO DE CÁLCULOS

Recentemente, o sistema de laser de díodo de 655 nm foi considerado útil para a deteção de cálculos. Keller et al[66] referiram que o grau de desbridamento radicular pode ser avaliado por fluorescência laser e que a limpeza radicular subgengival com o laser Er: YAG pode ser optimizada com a ajuda da espetroscopia de fluorescência laser. Já está a ser comercializado um aparelho que combina o laser de Er: YAG com a fluorescência do laser de díodo para a preparação da superfície radicular. Folwaczny et al[67] também referiram que o cálculo subgengival pode ser detectado de forma fiável in vitro utilizando a fluorescência laser induzida pelo laser de díodo InGaAsP de 655 nm. Krause et al[68] observaram que os valores de fluorescência laser diminuíam significativamente após a destartarização in vitro de dentes extraídos, e os valores estavam fortemente correlacionados com a presença de cálculo.

Schwarz et al[69] referiram que o laser de Er: YAG, combinado com um sistema de deteção de cálculos com fluorescência induzida pelo laser de díodo InGaAsP de 655 nm, permitiu a remoção selectiva de cálculos subgengivais a um nível equivalente ao proporcionado pela destartarização e alisamento radicular. Tradicionalmente, a deteção de cálculos tem sido efectuada manualmente, avaliando a robustez da superfície radicular com uma sonda periodontal. A sonda de fluorescência a laser pode ser uma ferramenta nova e valiosa para a deteção clínica de cálculos num futuro próximo.[70]

REMOÇÃO DE CÁLCULOS

Em 1965, Kinersly[71] et al já haviam relatado a possibilidade de remoção de cálculo dentário com laser de rubi. No entanto, advertiram que limitar a vaporização seletivamente ao cálculo sem danificar o dente subjacente poderia apresentar problemas clínicos. Uma vez que o periodonto é composto por gengiva, ligamento periodontal, cemento e osso alveolar, tanto os tecidos moles como os duros são sempre visados quando se utilizam lasers para o tratamento de lesões periodontais.[70]

laser Er: YAG: A ênfase primária da utilização de lasers apenas em tecidos moles foi alterada em 1997 com a autorização de segurança da FDA para a utilização do laser de érbio:YAG em tecidos duros, como o esmalte, o cemento e o osso. O laser Er: YAG tem um comprimento de onda de 2.940 nm, que é ideal para a absorção pela hidroxiapatite e pela água, tornando-o mais eficiente na ablação do esmalte e da dentina do que qualquer outro laser introduzido anteriormente. Este comprimento de onda corresponde ao coeficiente de absorção da água, fazendo com que a água se evapore em vapor nos tecidos que estão a ser irradiados e resultando numa microexplosão do tecido duro. Este processo de ablação permite uma geração de calor muito reduzida nos tecidos subjacentes e uma elevação mínima da temperatura pulpar.[71]

Em 1988, Hibst et al[72] e em 1989, Keller & Hibst e Kayano et al[73] relataram a possibilidade de ablação de tecidos duros dentários por irradiação com laser Er: YAG, que é altamente absorvido pela água. Desde então, numerosos estudos sobre o tratamento de tecidos duros utilizando o laser Er: YAG indicaram a capacidade deste laser para ablacionar tecidos duros dentários e lesões de cárie sem produzir efeitos secundários térmicos importantes. Foram demonstrados resultados promissores em aplicações básicas e clínicas no domínio da terapia da cárie. Mais tarde, em meados da década de

1990, Aoki et al[74] e Keller et al[75] começaram a investigar a aplicação do laser de Er: YAG para procedimentos em tecidos duros periodontais, como a remoção de cálculo dentário e a descontaminação da superfície radicular doente.
O cálculo dentário contém água nos seus microporos estruturais, bem como nos seus componentes intrínsecos. Uma vez que o laser de Er: YAG tem a capacidade de ablação de tecidos duros dentários, como o esmalte e a dentina, esperava-se que o laser fosse capaz de remover o cálculo dentário a níveis de energia muito mais baixos.[16] O mecanismo de ablação termomecânica e a elevada absorção do seu comprimento de onda pela água podem qualificar o laser de Er: YAG, em particular, como uma ferramenta eficiente em aplicações periodontais e também em aplicações dentárias gerais.[14] Em 1994, Aoki et al[74] documentaram pela primeira vez a capacidade do laser Er: YAG pulsado para remover o cálculo subgengival in vitro e concluíram que, quando utilizado com irrigação com água, era capaz de remover eficazmente o cálculo subgengival da superfície radicular a 30 mJ/pulso (densidade de energia de um único pulso na ponta: 10,6 J/cm2 por pulso) e 10 Hz, no modo de contacto, dirigido perpendicularmente à superfície radicular, utilizando uma ponta de contacto cilíndrica convencional com 600 lm de diâmetro. Para além disso, a ablação da substância dentária após a destartarização a laser foi geralmente observada no cemento, com um ligeiro aumento da temperatura do lado pulpar durante a destartarização. O seu estudo sugeriu o potencial de aplicação clínica do laser Er: YAG na destartarização subgengival. Na sequência do estudo, em 1995, Keller & Hibst[75] recomendaram que, na irradiação de contacto perpendicular à superfície radicular sob irrigação com água, se utilizasse um nível de energia de 50 mJ/pulso (diâmetro da ponta de 600 lm, densidade de energia de 18 J/cm2 por pulso) para uma remoção eficaz do cálculo, de modo a evitar danos no cemento.[16]

Er: YAG e ErCr:YSGG: O desenvolvimento dos lasers Er: YAG e ErCr:YSGG (érbio-crómio:ítrio-escândio-gálio:granada), juntamente com comprimentos de onda inovadores próximos do UV, como a alexandrite com duplicação de frequência (FDA), encorajou a utilização segura de lasers na remoção de cálculos. O comprimento de onda mais curto do FDA pode ser fornecido através da fibra ótica. Esta última continua a ser uma máquina em desenvolvimento e requer mais investigação. A vantagem da utilização de um comprimento de onda próximo de 400 nm baseia-se em estudos que demonstraram o aumento da absorção diferencial deste laser pelo cálculo, em oposição ao cemento e à dentina.76 Os depósitos pouco calcificados, juntamente com um maior teor de água, tornaram o cálculo supragengival e subgengival vulnerável à desfragmentação através da ablação foto-mecânica com o grupo do érbio. Potencialmente, isto permite que os depósitos sejam removidos utilizando níveis de energia laser inferiores aos necessários para a ablação de tecidos duros dentários. Isto é demonstrado no estudo de Aoki et al[77] utilizando o laser Er: YAG com irrigação de água e metade das definições de energia (0,3 watts) utilizadas em estudos anteriores.[1] Realizaram a destartarização com laser a 40 mJ/pulso (14,2 J/cm2 por pulso) e 10 Hz com jato de água, utilizando uma ponta convencional a 30º da superfície radicular num movimento de varrimento. O nível de remoção de cálculo alcançado pela raspagem a laser foi semelhante ao da raspagem ultra-sónica, embora a raspagem a laser tenha sido ligeiramente menos eficiente.[70] Em contraste, o mesmo grupo relatou que a eficiência do Er: YAG na remoção de cálculo é menor do que a da instrumentação ultra-sónica.Comparando diferentes tipos de laser, os dispositivos laser de Er: YAG apresentam caraterísticas que os tornam uma ferramenta promissora para o tratamento periodontal (Ishikawa et al 2004)78 Por conseguinte, o laser de Er: YAG é mais frequentemente estudado para utilização em procedimentos de desbridamento periodontal (Aoki et al[79] , Schwarz et al[80] , Eberhard et al[83]).Um estudo recentemente publicado que avaliou a influência da radiação laser de Er: YAG controlada por fluorescência nas superfícies radiculares periodontalmente doentes in vivo, utilizando diferentes parâmetros laser, concluiu que o laser de Er: YAG com um sistema de feedback de fluorescência pode ser utilizado clinicamente numa configuração de painel de 140 mJ e 10 Hz, a fim de otimizar a ablação do cálculo, mas também para evitar alterações indesejáveis da superfície radicular.[81] Além disso, foi referido que as percentagens médias de cálculo subgengival residual eram de 6,2±3,9%. Apesar da sugestão de que os lasers são uma melhor alternativa à instrumentação radicular convencional, alguns estudos também puderam demonstrar um dano irreparável da superfície radicular pela energia do laser. A fim de melhorar o resultado do tratamento periodontal não cirúrgico, o princípio das medições de fluorescência do laser pode ser útil. Foi sugerido que a fluorescência da luz vermelha está correlacionada com a presença de microorganismos. O aumento da radiação de fluorescência parece resultar provavelmente das porfirinas e de outros cromatóforos sintetizados pelos microrganismos orais. Resultados anteriores in vitro mostraram que a radiação laser de díodo de 655 nm induz uma fluorescência significativamente mais forte no cálculo subgengival do que no cemento. A utilização desta fluorescência induzida pelo laser para controlar a remoção selectiva do cálculo foi tecnicamente realizada num tratamento com laser Er: YAG que é controlado pelo sinal de fluorescência da superfície da raiz induzido por um laser de díodo de diagnóstico de infravermelhos vermelhos. Por conseguinte, o laser só é ativado se for ultrapassado um determinado nível de limiar de fluorescência da superfície radicular. Um estudo recentemente publicado indica que este dispositivo pode ser uma ferramenta valiosa para melhorar a remoção selectiva do cálculo, preservando o cemento radicular durante o tratamento periodontal não cirúrgico.[14]

Alguns estudos descreveram as alterações morfológicas da superfície radicular após o tratamento com laser Er: YAG (Aoki et al[79] , Fujii et al[82]). Muitos destes estudos basearam-se em observações de microscopia eletrónica de varrimento (SEM). Até à data, existe pouca informação sobre os efeitos induzidos pelos lasers na camada de cemento situada por baixo das superfícies lixiviadas, através da análise de secções histológicas não descalcificadas. Num estudo in vivo sobre o tratamento com laser sem sistema de feedback, foi relatado que o tratamento com laser Er: YAG induziu apenas uma redução mínima do cemento (Eberhard et al[83]). Este facto contrasta com os estudos in vitro que mostram influências na camada de cemento e na dentina (Frentzen et al[82] , Crespi et al 2006). Num estudo in vivo que utilizou o laser Er: YAG controlado por feedback, a perda de cemento foi geralmente inexistente, indicando que o cálculo subgengival foi removido de forma quase selectiva (Schwarz et al[81]). Num estudo que avaliou a quantidade de substância radicular removida utilizando a radiação laser Er: YAG sem o sistema de feedback de fluorescência, a profundidade do defeito variou entre 41 mm e 640 mm, dependendo da angulação da ponta de trabalho e do ajuste de energia.O laser de Er: YAG pode ser utilizado numa configuração de painel de 140 mJ e 10 Hz com um nível de limiar ainda mais baixo do que os 5 [U], recomendado pelo fabricante, e as alterações indesejáveis da superfície radicular durante o tratamento periodontal não cirúrgico podem ser evitadas. Com base nestes resultados, são necessários estudos futuros para validar os dados actuais em condições in vivo, antes de se poder recomendar um nível de limiar de fluorescência específico para utilização clínica.

Independentemente do instrumento escolhido, as áreas interproximais, as furcas, a junção cemento-esmalte e os dentes multirradiculares têm maior probabilidade de revelar placa bacteriana residual e cálculo após o tratamento. Considerando estas dificuldades na realização de um tratamento periodontal bem sucedido, a destartarização com laser Er: YAG foi recentemente introduzida como uma alternativa aos procedimentos de destartarização convencionais. Num estudo in vitro, Aoki et al[79] demonstraram a eficácia do Er: YAG na remoção de cálculos subgengivais a um nível de energia de aproximadamente 30 mJ/pulso sob irrigação com água e sugeriram que este laser poderia ser aplicado clinicamente para a destartarização subgengival. Noutro estudo, foi avaliado o sucesso da destartarização com laser de Er: YAG e também as alterações morfológicas e histológicas da raiz destartarizada com laser. As alterações caraterísticas da superfície da raiz após a irradiação foram demonstradas por exame histológico e SEM e a destartarização a laser proporcionou um nível de remoção de cálculo semelhante ao proporcionado pela destartarização ultra-sónica. Alguns estudos descreveram a alteração morfológica da superfície radicular após o tratamento com laser Er: YAG. Os resultados do nosso estudo anterior mostraram que, para além do cálculo subgengival, as camadas superficiais de cemento contaminado podiam ser removidas com o laser de Er: YAG. Os exames histológicos e de MEV das alterações da superfície radicular mostraram perda parcial de cemento, resultante da ablação do cemento, e, por vezes, perda de dentina, mas sem fissuras ou efeitos colaterais térmicos, tais como fusão e microfractura, que são normalmente observados após a irradiação com laser de CO_2 ou Nd: YAG. Alguns investigadores são conclusivos quanto à ocorrência de carbonização e fusão na superfície da raiz após a irradiação com laser de Nd: YAG. Os lasers de CO_2 foram relatados como induzindo fusão, ressolidificação e A rugosidade da superfície causada pela irradiação com Er: YAG é demonstrada em alguns estudos. As alterações morfológicas após o tratamento com laser de CO_2 das superfícies radiculares cobertas de cálculo incluem cavitação, glóbulos de mineral fundido e ressolidificado, fissuração da superfície, produção de uma camada superficial de carvão e ablação parcial da placa microbiana. As amostras tratadas com laser também revelam cálculos residuais e depósitos de placa microbiana em áreas diretamente adjacentes ao percurso do feixe.[84]

<u>*Laser Nd: YAG*</u>: A remoção completa do cálculo não é possível devido à grande profundidade de penetração do feixe laser Nd: YAG e à baixa absorção no cálculo. O laser de Nd: YAG também é basicamente ineficaz para a remoção de cálculos quando é utilizada uma energia clinicamente adequada. Os depósitos de cálculo tratados com laser estão livres de placa microbiana da camada superficial.85 Após o laser, os depósitos de cálculo finos são fáceis de remover com instrumentos manuais. As camadas residuais de carvão resultantes da exposição ao laser ou da escolha incorrecta dos parâmetros podem inibir a recolocação dos tecidos moles na superfície da raiz. Além disso, a utilização do laser de Nd: YAG para remover o cálculo das bolsas subgengivais requer um alisamento radicular adicional após a terapia com laser para atingir o objetivo clínico pretendido[86] O laser de Er: YAG pulsado consegue remover eficazmente o cálculo subgengival da raiz do dente, mesmo com um nível de energia de cerca de 30 mJ/pulso e 10 pps. A ablação da substância dentária pela raspagem a laser é mínima e observada dentro do cemento. É possível remover o cálculo da superfície da raiz com o laser em 95% dos casos. Os locais raspados a laser apresentam alguma irregularidade e rugosidade. A remoção do cálculo subgengival ocorre sem alterações térmicas. Em densidades de energia mais baixas, a remoção com radiação laser Er: YAG é comparável, em termos de efeito, à remoção após instrumentação convencional com curetas. A remoção do cálculo pode ser feita de forma selectiva utilizando estas energias de radiação mais baixas.[87] Aoki et al.[88] relataram menor eficiência da raspagem com laser em comparação com a raspagem ultra-sônica; o laser Er: YAG também produz microalterações superficiais, estruturais e térmicas no cemento radicular. Além disso, Frentzen et al. observaram uma maior remoção de cemento e dentina, bem como superfícies radiculares rugosas, o que deve ser tido em conta em situações clínicas.[89] Recentemente, Eberhardt et al relataram uma eficiência um pouco menor da raspagem com Er: YAG, mas a camada de cemento foi preservada e a dentina não foi exposta. Esta ausência de ablação do cemento pode qualificar o laser Er: YAG como uma ferramenta alternativa para a terapia periodontal.[90]

Recebeu autorização da FDA para tecidos moles orais em 1990. No entanto, a FDA não autorizou o fabricante de qualquer laser a declarar que este pode esterilizar o campo ou que é indolor. Devido a preocupações sobre as afirmações relativas à utilização do laser Nd: YAG em tecidos duros dentários, a FDA convocou um painel de peritos em julho de 1990 para analisar os dados apresentados. O painel concluiu que os dados ainda não eram suficientes para fundamentar as alegações de eficácia em tecidos duros. Até à data, a FDA não voltou a analisar a questão do laser de Nd: YAG.[71]

LASER DE CO2: Tucker et al[91] avaliaram os efeitos do laser de CO_2 sobre o cálculo in vitro e relataram que o laser de CO_2 pulsado a 6 W e 20 Hz (duração do pulso: 0,01 s) foi capaz de remover a placa dentária na superfície da raiz, enquanto que apenas a fusão e a carbonização ocorreram no cálculo dentário de dentes extraídos. Num estudo com animais, Gopin et al[92] demonstraram que a superfície radicular tratada com laser de CO_2 pulsado (duração do pulso: 0,01s) a 6 W e 20 Hz, com uma camada residual de carvão, inibiu a fixação dos tecidos moles periodontais.[16] O laser de CO_2 não pode ser utilizado para a remoção de cálculo, porque este laser provoca facilmente a fusão e a carbonização do cálculo dentário.[93] O laser Er: YAG é capaz de remover facilmente o cálculo subgengival sem uma grande alteração térmica da superfície radicular in vitro. O nível de remoção de cálculo por este laser é semelhante ao da destartarização ultra-sónica, e a profundidade de ablação do cemento tem sido relatada geralmente como sendo de 15-30 |im quando a ponta de contacto é aplicada obliquamente à superfície da raiz.[94] Além disso, o tratamento com laser Er: YAG in vivo pode proporcionar uma remoção selectiva do cálculo subgengival a um nível equivalente ao proporcionado pela destartarização e aplainamento radicular. Recentemente, foi relatado um desempenho semelhante na remoção de cálculos com o laser Er,Cr: YSGG. No entanto, noutro estudo in vivo, também se verificou um menor grau de remoção de cálculos com o laser Er: YAG do que com a destartarização e o alisamento radicular.[95]

LASER DE ALEXANDRITE: Em 1995, Rechmann & Henning[96] referiram pela primeira vez que o laser de Alexandrite de dupla frequência (comprimento de onda 337 nm, duração do impulso 100 ns, picos duplos, comutação q) podia remover o cálculo dentário de um modo completamente seletivo sem ablação do esmalte ou cemento subjacentes. Com base na diferença na região espetral da emissão de fluorescência da dentina e do cálculo subgengival, assumiram que o comprimento de onda do laser de Alexandrite pode ser favorável à ablação selectiva do cálculo.[97] Os seus estudos revelaram que o laser de Alexandrite, com uma fluência de 1 J/cm2 e uma taxa de repetição de impulsos de 55 Hz sob arrefecimento a água, podia ablacionar seletivamente o cálculo supra e subgengival, bem como a placa dentária. Este laser tem um comprimento de onda no espetro ultravioleta e, por conseguinte, não produz quaisquer danos morfológicos na superfície do esmalte ou no cemento radicular, embora tenham sido detectadas alterações de composição extremamente ligeiras, tais como uma redução mínima da banda de amida II, no cemento apagado, através da análise de espetroscopia FTIR. Rechmann et al[98] também demonstraram que não houve danos pulpares após a remoção do cálculo com o laser de Alexandrite a 1,5-6 J/cm2 e 70 Hz (duração do impulso ls) sob arrefecimento a água em cães. No entanto, o mecanismo de ablação selectiva ainda não foi esclarecido. O desenvolvimento deste laser para uso clínico é amplamente esperado devido à sua excelente capacidade de remoção selectiva de cálculos da superfície do dente ou da raiz sem ablação da estrutura dentária. No entanto, existe uma preocupação relativamente à utilização de luz na região do espetro ultravioleta, sendo necessários mais estudos para demonstrar a segurança e o sucesso deste laser na utilização clínica e para desenvolver um aparelho de laser adequado à utilização clínica.[70]

LASERS DE EXCÍMERO: Numa experiência in vitro, Frentzen et al[99] demonstraram que o laser de excímero ArF, com um comprimento de onda de 193 nm, podia remover eficazmente o cálculo dentário sem causar qualquer dano à superfície subjacente. A superfície do cemento estava limpa e apenas uma ligeira rugosidade podia ser observada após a irradiação, apoiando a utilização de excimer lasers para a destartarização a laser. Folwaczny et al[100] referiram que o excimer laser XeCl, com um comprimento de onda de 308 nm, podia ablacionar eficazmente o cálculo dentário sem danos térmicos ou produção de smear layer. Recentemente, tornaram-se disponíveis fibras de vidro de quartzo flexíveis para sistemas de aplicação do laser de excímero XeCl. Além disso, os raios ultravioleta devem ser utilizados com precaução, uma vez que podem ter efeitos deletérios nos tecidos biológicos.[70]

DESBRIDAMENTO DA SUPERFÍCIE RADICULAR

A fase inicial e mais importante da terapia periodontal é o desbridamento mecânico não cirúrgico das superfícies radiculares periodontalmente doentes. Seguiu-se uma série de estudos básicos sobre a aplicação do laser Er: YAG no tratamento da superfície radicular e, recentemente, foram comunicados resultados promissores em estudos clínicos sobre a terapia não cirúrgica de bolsas.[16]
Foi demonstrado que os lasers têm um efeito ablativo nos tecidos duros dentários. No entanto, existem poucas provas de que os lasers, quer em contacto ou sem contacto, tenham algum valor no desbridamento radicular in vivo.

Estudos demonstraram a capacidade do laser Er: YAG para remover lipopolissacarídeos das superfícies radiculares, facilitar a remoção da smear layer após o alisamento radicular, remover cálculo e cemento, e deixar uma superfície semelhante a uma aparência gravada com ácido com uma textura semelhante a uma escama. Os efeitos deste laser na superfície radicular mostram uma ausência de derretimento, carbonização e carbonização (formação de carvão), como observado com os lasers de Nd: YAG ou CO_2. No entanto, não foram comprovados quaisquer benefícios adicionais do laser de Er: YAG para as superfícies radiculares em comparação com o alisamento radicular isolado. A irradiação do laser provoca danos na superfície do cemento, apesar da água de arrefecimento, e nenhuma publicação demonstrou a fixação de fibroblastos gengivais humanos numa superfície radicular previamente tratada com o laser de Er: YAG.[15]
Foram comunicadas provas preliminares de que o laser pode ser útil para o tratamento da hipersensibilidade dentinária. Além disso, o condicionamento radicular na terapia periodontal pode, eventualmente, ser efectuado através da aplicação do laser, mas isto requer mais investigação.[15]
Pouco depois, Stock et al introduziram uma ponta de contacto recentemente desenvolvida (tipo cinzel) adequada para o tratamento da superfície radicular dentro das bolsas periodontais. Efectuaram a raspagem com laser Er: YAG a 120 mJ/pulso (8 J/cm^2 por pulso) e 15 Hz com jato de água e com a ponta inclinada num ângulo de 20 graus em relação à superfície radicular. Referiram que apenas eram visíveis vestígios suaves de ablação no cemento após a destartarização com laser Er: YAG.
Keller & Hibst experimentaram o escalonamento do laser Er: YAG a 120 e 150 mJ/pulso (densidade de energia calculada 15,0 e 18,8 J/cm2 por pulso) e 10 e 15 Hz sob irrigação com água, utilizando a ponta de fibra rotativa com um perfil em forma de cinzel (dimensões da extremidade retangular: 0,5 - 1,6 mm), a 20 ou 40 graus da superfície da raiz. O cálculo foi efetivamente removido da superfície da raiz sem alteração térmica da superfície. Da mesma forma, Folwaczny et al e Frentzen et al relataram que o escalonamento do laser Er: YAG com spray de água usando uma ponta de cinzel resultou na remoção completa ou adequada do cálculo sem alteração térmica da superfície da raiz.
Schwarz et al compararam o grau de remoção do cálculo com a irradiação in vivo com laser Er: YAG a 160 mJ/pulso (saída de energia 120 mJ/pulso e tamanho da ponta do cinzel 1,65±0,5 mm; densidade

de energia calculada 14,5 J/cm2 por pulso) e 10 Hz com a remoção após pulverização de água ou raspagem e alisamento radicular com instrumentos manuais. O estudo utilizou raízes de dentes que tinham sido planeados para extração

devido a uma destruição periodontal grave. O tratamento com laser foi realizado numa direção coronal para apical em trajectórias paralelas, com a ponta da fibra inclinada 15-20 graus em relação à superfície da raiz. O tratamento com laser Er: YAG proporcionou a remoção selectiva do cálculo subgengival a um nível equivalente ao proporcionado pela destartarização e aplainamento radicular. Remoção da substância radicular durante a destartarização a laser: Num estudo preliminar in vitro, Aoki et al relataram que a profundidade média de ablação do cemento foi de aproximadamente 40-176 in após a destartarização com laser Er: YAG em linha reta a 20-120 mJ/pulso (7,1- 42,4 J/cm2 por pulso) e 10 Hz em irradiação de contacto perpendicular utilizando uma ponta convencional. Posteriormente, demonstraram que a profundidade de ablação do cemento era geralmente de 15-30 |im e ocasionalmente atingia 80 |im em áreas localizadas que expunham a superfície da dentina, após a raspagem in vitro com laser Er: YAG a 40 mJ/pulso (14,2 J/cm2 por pulso) e 10 Hz em irradiação de contacto oblíquo a 30 num movimento de varrimento. Stock et al relataram que a profundidade máxima dos traços de ablação foi de aproximadamente 100 lm após o escalonamento do laser Er: YAG a 120 mJ/pulso (8 J/cm2 por pulso) e 15 Hz com spray de água a 20 de inclinação da ponta do cinzel para a superfície da raiz. Também referiram que o limiar para a ablação do cálculo e do cemento era de 0,8 J/cm^2 . Folwaczny et al. examinaram a remoção da substância radicular durante a irradiação de superfícies radiculares com ou sem cálculo com o laser Er: YAG a 60-150 mJ/pulso (densidade de energia calculada: 7,3-18,2 J/cm^2 por pulso) e 15 Hz com pulverização de água, utilizando uma ponta de contacto do tipo cinzel (extremidade da ponta 1,65±0,5 mm) em irradiação de contacto oblíqua a 30^m. Observaram que a remoção da substância radicular com a irradiação do laser Er: YAG nos dentes sem cálculo foi de aproximadamente 38, 70, 143 e 484 lm, respetivamente a 60 (7,3), 80 (9,7), 100 (12,2) e 150 mJ/pulso (18,2 J/cm^2 por pulso). Concluíram que a remoção da substância radicular com o laser Er: YAG a densidades de energia mais baixas, até 100 mJ/pulso (12,2 J/cm2 por pulso), foi comparável à remoção após a instrumentação convencional da superfície radicular com curetas, e que a remoção selectiva do cálculo pode ser viável utilizando energias de radiação mais baixas. No entanto, Frentzen et al. referiram que, embora a destartarização com laser Er: YAG tenha conseguido um desbridamento completo em termos clínicos, a destartarização com laser numa configuração de painel de 160 mJ/pulso (energia de saída de 100 ou 120 mJ/pulso e densidade de energia calculada de 18,8 ou 14,5 J/cm^2 por pulso na utilização de uma ponta de cinzel de 1,1±0,5 mm ou 1,65±0,5 mm, respetivamente) e 10 Hz com pulverização de água resultou numa maior perda de cemento e dentina in vitro em comparação com a destartarização mecânica. Consideraram que esta perda de cemento e dentina deve ser tida em conta na situação clínica. A profundidade da cratera da superfície radicular tratada foi de aproximadamente 40 e 80 mm com a utilização da ponta 1.65 e 1.10, respetivamente. Em relação aos seus resultados, Ishikawa salientou que Frentzen et al. utilizaram uma potência de energia relativamente alta para a raspagem com laser Er: YAG, e comentou que, embora a eficiência da raspagem com laser possa ser facilmente melhorada com o uso de uma potência de saída mais alta, deve-se ter cuidado ao decidir sobre a potência de saída, considerando um equilíbrio entre o sucesso e a remoção desnecessária de tecido. Assim, o laser Er: YAG não consegue uma ablação selectiva do cálculo dentário in vitro, uma vez que o tecido subjacente ao cálculo dentário também é removido durante a destartarização a laser. Para uma utilização clínica segura e eficaz, recomenda-se uma combinação de uma taxa de repetição de impulsos mais elevada e uma saída de energia mais baixa, de modo a aumentar a eficiência da ablação do cálculo e, simultaneamente, diminuir a quantidade de perda de cemento. Com estas condições de irradiação, a eficiência é melhorada sem aumentar a tensão de vibração desconfortável sentida pelos pacientes, ao mesmo tempo que a remoção selectiva do cálculo utilizando o laser Er: YAG pode ser mais viável. Além disso, Folwaczny et al. referiram que a angulação da ponta de aplicação em relação à superfície radicular tem uma forte influência na quantidade de substância radicular removida durante a irradiação com laser de Er: YAG. Schwarz et al. relataram a realização de uma destartarização in vivo com laser Er: YAG em raízes periodontalmente doentes de dentes considerados para extração devido a destruição periodontal grave, com definições de painel de 120-180 mJ/pulso (saída de energia 71-106 mJ/pulso, densidade de energia calculada 8,6-12,8 J/cm^2 por pulso) e 10 Hz, utilizando uma ponta do tipo cinzel sob refrigeração a água. Seguiu-se a aplicação in vitro do laser Er: YAG em diferentes superfícies das mesmas raízes após a extração. As superfícies radiculares tratadas com laser de Er: YAG após a destartarização in vitro e in vivo foram então comparadas. A utilização clínica do laser de Er: YAG resultou numa morfologia suave da superfície radicular, mesmo com definições de energia mais elevadas, como 180 mJ/pulso (saída de energia 106 mJ/pulso, densidade de energia calculada 12,8 J/cm^2 por pulso) e 10 Hz, o que não foi comparável às alterações morfológicas marcadas que foram produzidas in vitro, e sugeriram que a remoção do cálculo pode ser feita seletivamente in vivo, ao contrário da situação in vitro. A destartarização supragengival com laser Er: YAG na superfície do esmalte está contra-indicada, uma vez que a remoção completa do cálculo sem afetar o esmalte subjacente é difícil durante a destartarização com laser Er: YAG.

No entanto, na destartarização subgengival, não só a remoção do cálculo, mas também a remoção do cemento contaminado pode ser clinicamente aceitável até certo ponto. Para evitar a remoção excessiva de substância radicular sã durante a destartarização subgengival com laser de Er: YAG, são necessários mais estudos in vitro e in vivo para determinar uma combinação adequada de parâmetros de irradiação laser, tais como a saída de energia e a frequência de impulsos, em conjunto com a forma de irradiação e o tipo de ponta de contacto utilizada. A investigação realizada até à data indicou a segurança e o sucesso da aplicação clínica do laser Er: YAG no tratamento de bolsas periodontais, incluindo o desbridamento da superfície radicular. A irradiação com laser de Er: YAG pode ser um método promissor, útil, adjuvante ou alternativo à técnica convencional de preparação da raiz e curetagem da bolsa. No entanto, os efeitos do laser Er: YAG têm de ser demonstrados em mais ensaios clínicos aleatórios controlados e numa meta-análise subsequente. No que respeita à cicatrização após a destartarização com laser de Er: YAG, não foram relatados estudos histológicos. Embora tenha sido registada uma cicatrização clínica sem intercorrências após o tratamento periodontal com o laser de Er: YAG, foram registadas alterações térmicas mínimas após a irradiação com o laser de Er: YAG em tecidos duros e moles. Por conseguinte, são necessários mais estudos para clarificar a ligação histológica dos tecidos periodontais à superfície radicular irradiada in vivo. O laser Er: YAG tem algumas deficiências quando utilizado para a destartarização subgengival. Para aplicação clínica em bolsas periodontais onde o operador não consegue visualizar o alvo irradiado, devem ser concebidas pontas especiais para facilitar a inserção na bolsa periodontal e a deteção da presença de cálculo dentário na superfície. Além disso, uma vez que a irradiação com laser Er: YAG provoca salpicos de água e sangue das bolsas em resultado da ablação explosiva, é necessária uma evacuação adequada a alta velocidade, não só através de uma sucção intra-oral, mas também de um aparelho de evacuação extra-oral, para evitar a contaminação por salpicos de sangue e água. Recentemente, como nova aplicação do laser, a utilização da espetroscopia de fluorescência do laser de díodo para a deteção de cálculo dentário foi sugerida por Hibst et al. Keller et al. relataram um novo método de limpeza radicular subgengival com o laser Er: YAG combinado com a espetroscopia de fluorescência do laser de díodo, e este trabalho já resultou no desenvolvimento de um dispositivo comercial. O tratamento com laser Er: YAG combinado com um sistema automático de deteção de cálculos pode ser uma nova modalidade técnica para a terapia de bolsas num futuro próximo. Além disso, com o laser Er: YAG, os resultados dos estudos devem incluir uma descrição da densidade de energia (fluência) por impulso na extremidade da ponta de contacto, uma vez que o tamanho e a forma da ponta de contacto variam entre os aparelhos de laser.[16]

Laser de Nd: YAG: A aplicação do laser de Nd: YAG nas superfícies radiculares resulta em alterações no rácio proteína/mineral da superfície radicular, afecta a capacidade de fixação dos fibroblastos in vitro e altera a natureza da smear layer após a destartarização e alisamento radicular convencionais. Várias publicações na literatura periodontal avaliaram o efeito nos tecidos duros e no osso quando sujeitos a irradiação laser. Os estudos confirmaram os efeitos negativos dos lasers Nd: YAG e CO_2 quando utilizados diretamente no osso ou nas superfícies radiculares. Estes efeitos negativos incluem danos térmicos no osso subjacente quando estes lasers são utilizados em tecidos moles finos para efetuar gengivectomias. Além disso, a formação de carvão residual que é produzida durante a ablação a laser dos tecidos duros demonstrou inibir a fixação de fibroblastos e atrasar a cicatrização de feridas.[15]

Laser de díodo: Kreisler et al examinaram a fixação das células do ligamento periodontal à superfície radicular tratada com laser de díodo de 810 nm. Após a raspagem e alisamento radicular da superfície radicular periodontalmente doente com curetas, seguida de tratamento abrasivo com pó de ar, o grupo do laser recebeu irradiação com laser de díodo a 1 W no modo de onda contínua durante 20 s e o grupo de controlo não foi irradiado. Não se verificou qualquer diferença significativa entre os grupos laser e de controlo na fixação das células. Este resultado sugere que o laser de díodo não produziu qualquer efeito deletério na superfície da raiz. No entanto, Kreisler et al. avaliaram ainda possíveis alterações morfológicas das superfícies radiculares com uma película de sangue humano após irradiação sem contacto com laser de díodo Ga-AlAs (809nm) (0,5-2,5W, onda contínua, 10-30 s). Curiosamente, relataram que a aplicação de laser em espécimes de raízes secas ou humedecidas com soro fisiológico não resultou em alterações detectáveis; no entanto, os espécimes revestidos com sangue apresentaram danos graves, dependendo das condições de irradiação. A irradiação a 1 W e inferior quase não teve qualquer efeito negativo na superfície da raiz, enquanto a irradiação a 1,5 W e superior resultou em carbonização parcial ou total. Kreisler et al também examinaram as elevações da temperatura intrapulpar durante a irradiação com laser de díodo (809 nm GaAlAs) na superfície da raiz, efectuando a irradiação com laser a 0,5-2,5 W no modo de onda contínua durante 120s. Foram registadas elevações de temperatura entre 0,5 e 32° C de uma forma dependente da energia e do tempo. Os autores relataram o risco de elevação da temperatura do lado pulpar durante a irradiação com laser de diodo na superfície da raiz. Schwarz et al realizaram um tratamento in vivo com laser de diodo GaAlAs (810 nm, 1,8 W, pulsado, relação pulso/pausa 1 : 10) em raízes periodontalmente doentes de dentes considerados para extração devido a destruição periodontal grave e examinaram o grau de remoção do cálculo após a extração. Os autores referiram que o laser de díodo não era adequado para a remoção de cálculos e alterava a superfície da raiz de uma forma indesejável. Assim, os lasers de díodo com um nível de energia elevado, especialmente em modo contínuo, podem causar alterações na superfície radicular na presença de sangue e temperaturas elevadas, dependendo da potência empregue. Hibst et al desenvolveram um novo dispositivo laser para a deteção de cáries (Diagnodent1, KaVo, Biberach, Alemanha), que utiliza a fluorescência laser induzida pelo laser de díodo InGaAsP de 655 nm. Foi sugerido que as bactérias associadas à cárie ou os seus subprodutos poderiam ser a fonte de reação ao aumento da fluorescência. Hibst et al identificaram a fonte da fluorescência vermelha excitada presente nas lesões de cárie como sendo as porfirinas, especialmente a proto-porfirina IX, que são produtos de bactérias orais, como a Prevotella intermedia e a P. gingivalis.[16]

Misra et al examinaram os efeitos de condicionamento radicular do laser de CO_2 em modo defocus após destartarização e alisamento radicular in vitro. A irradiação do laser a 3 W durante 1 s removeu completamente a smear layer com uma alteração mínima no diâmetro dos túbulos dentinários; no entanto, os tempos de irradiação de 1,2 e 1,4 s produziram carbonização e carbonização da superfície, e foram totalmente ineficazes na exposição dos túbulos dentinários. Barone et al investigaram os efeitos do laser de CO_2 em modo defocus pulsado. O laser CO_2 a 2,0 W e 4 Hz com spot size de 4,0 mm não resultou em danos extensos à superfície radicular, que se apresentou plana e lisa com aparente fusão da smear layer. Concluíram que o modo de defocus pulsado pode apresentar a vantagem de descontaminar a superfície radicular. Crepsi et al relataram que, após o tratamento com o laser CO_2 em modo defocus pulsado a 2 W e 1 Hz, a superfície radicular periodontalmente doente apresentou o maior número de fibroblastos firmemente aderidos, em comparação com o controlo não tratado e com a destartarização e alisamento radicular (SRP) isoladamente. Concluíram que o tratamento com laser CO_2 em modo defocus pulsado, combinado com instrumentação mecânica, constitui uma ferramenta útil para o condicionamento radicular. Coffelt et al verificaram que, quando utilizado com uma densidade de energia entre 11 e 41 mJ/cm^2 no modo desfocado, o laser CO_2 destruiu colónias microbianas sem causar danos indevidos nas superfícies radiculares.
Assim, o laser de CO_2 , quando utilizado com uma saída de energia elevada, especialmente num modo de onda contínua, não é adequado para a remoção de cálculos e para o desbridamento da superfície radicular devido a efeitos secundários térmicos importantes, como a carbonização. No entanto, quando utilizado com uma saída de energia relativamente baixa, em modo pulsado e/ou desfocado, este laser pode ter efeitos de condicionamento radicular, desintoxicação e bactericida nas superfícies radiculares contaminadas. Miyazaki et al. aplicaram a irradiação laser de CO_2 para o tratamento de bolsas na superfície externa da gengiva marginal. Utilizaram um laser CO_2 em modo de onda contínua (2,0 W, 120 s) e registaram uma diminuição da inflamação e da profundidade de sondagem após o tratamento. No entanto, até à data, não existem estudos clínicos sobre a aplicação do laser CO_2 nas bolsas periodontais.[16] Vários estudos básicos demonstraram os efeitos da irradiação com laser CO_2 de onda contínua nas superfícies radiculares. O laser de CO_2 de onda contínua produz facilmente carbonização, fusão e fissuração do cemento radicular e da dentina. Spencer et al encontraram produtos tóxicos derivados do ciano, tais como iões de cianamida e cianato, na camada carbonizada da superfície radicular com laser de CO_2 (onda contínua, 8 W) através de uma análise química utilizando espetroscopia de infravermelhos com transformada de Fourier (FTIR).[16]
Relativamente à geração térmica, os lasers de penetração profunda, tais como os lasers de díodo e Nd: YAG, acarretam o risco de elevações da temperatura intrapulpar durante a irradiação do laser na superfície da raiz. Com o laser Er: YAG, a utilização de um líquido de arrefecimento a água pode prevenir eficazmente a geração de calor durante a destartarização a laser, sem comprometer a eficiência da destartarização a laser. Um estudo recente em animais mostrou que não foram observados efeitos adversos histológicos no tecido pulpar das raízes após o desbridamento radicular com um laser Er: YAG durante a cirurgia de retalho. Assim, foi confirmada a segurança da destartarização subgengival com laser de Er: YAG sob irrigação de água para o tecido pulpar. Curiosamente, o laser de Alexandrite de dupla frequência (comprimento de onda 337 nm) é capaz de remover cálculos supragengivais e subgengivais, bem como a placa dentária, de uma forma completamente selectiva, sem ablação do esmalte ou do cemento subjacentes.[2]

CIRURGIA ÓSSEA

Muitos procedimentos de retalho mucoperiosteal de espessura total incluem a ressecção óssea. Os únicos comprimentos de onda autorizados pela FDA para cirurgia óssea são os lasers da família do érbio. O Er: YAG e o Er: Cr: YSGG são os únicos comprimentos de onda que têm a capacidade de ablacionar o tecido ósseo com segurança.e[27]

A aplicação do laser de Er: YAG na cirurgia óssea tem sido estudada in vitro e in vivo.[16]

Recentemente, a FDA concedeu autorização de segurança para a utilização do laser de érbio, crómio: YSGG para corte a laser, raspagem, contorno e ressecção de tecidos ósseos orais, no entanto, não existem relatos publicados da sua utilização em procedimentos cirúrgicos periodontais, nem existem evidências de estudos anteriores em animais ou humanos que sugiram que esta metodologia é superior às técnicas cirúrgicas ósseas convencionais.[15]

A US Food and Drug Administration concedeu autorização de segurança para a utilização dos lasers de érbio, crómio: YSGG para corte a laser, raspagem, contorno e ressecção de tecidos ósseos orais. No entanto, não existem estudos publicados sobre a sua utilização em procedimentos cirúrgicos periodontais e não existem provas que indiquem que esta metodologia seja superior à cirurgia óssea convencional.

Recentemente, os lasers foram promovidos para o alongamento estético da coroa, incluindo retalho e cirurgia óssea. A maioria dos pacientes que necessitam de um alongamento estético da coroa tem uma crista alveolar demasiado próxima da junção amelo-cementária e/ou uma margem alveolar excessivamente espessa. A correção adequada requer cirurgia de retalho com ostectomia e osteoplastia para reduzir o nível e a espessura do osso para uma forma normal à volta de cada dente. O alongamento estético convencional da coroa é efectuado através do contorno gengival, seguido da elevação de um retalho mucoperiosteal de espessura total para expor as coroas anatómicas e permitir o acesso ao osso alveolar. A redução e o contorno do osso são então realizada com uma peça de mão e uma broca. O laser não funciona tão bem para a remoção de osso como a broca, e não existem estudos que indiquem a ausência de danos no osso causados pelo laser.[b1]

Recontorno ósseo com um laser arrefecido a água - A utilização de lasers arrefecidos a água para o recontorno ósseo vai ter um impacto tremendo na forma como a cirurgia óssea tradicional é efectuada na prática dentária. Uma vez que o laser corta apenas na extremidade da ponta, o controlo da remoção óssea é muito maior do que qualquer forma de instrumentação rotativa. Quando se utilizam brocas de diamante para efetuar a remoção grosseira de osso, existe sempre a possibilidade de a rotação do instrumento danificar as estruturas adjacentes. Uma vez que a ferida cirúrgica a laser é menos traumática, o risco de danos ósseos é significativamente reduzido - o laser não cria o calor de fricção associado à utilização de instrumentos rotativos sem o arrefecimento adequado da água. Isto traduz-se em menos desconforto pós-operatório e tempos de cicatrização mais rápidos para o paciente. Assim que o osso imediatamente adjacente ao dente for removido com segurança utilizando o laser dentário, pode ser utilizada uma broca de osteoplastia numa peça de mão de velocidade lenta com pulverização de água, de forma ligeira e esporádica, para suavizar e contornar a interface óssea com o osso adjacente não tratado.[17]

Nos últimos anos, a terapia laser suave (terapia laser de baixa intensidade - LLLT) tem sido cada vez mais utilizada para o tratamento de lesões dos tecidos moles e duros. Um aspeto muito importante é o facto de a aplicação destes lasers ser indolor, não invasiva e sem efeitos adversos. No que diz respeito aos tecidos duros, o efeito bioestimulante dos lasers suaves já foi demonstrado

na proliferação de osteoblastos, o que é de grande interesse na regeneração do osso perdido. Também se obtiveram resultados favoráveis no exame dos tecidos duros, uma vez que as fracturas ósseas em ratos mostraram uma formação mais rápida de tecido ósseo com uma malha mais apertada de trabéculas após 3 semanas de irradiação diária com um laser de hélio-neão (HeNe). A irradiação laser também resultou num aumento do tecido duro na formação de osso novo em redor de implantes de hidroxiapatite no maxilar inferior de coelhos. Ozawa et al conseguiram um aumento significativo da área total dos nódulos ósseos com o laser de arsenieto de gálio e alumínio (GaAlAs).
A perda óssea alveolar pode ser resultado de várias patologias e representa um problema importante na terapia dentária. Este problema tem levado a estudos alargados a nível mundial sobre o processo de reparação óssea. Várias técnicas para a correção de defeitos ósseos têm sido propostas, entre elas a utilização de diferentes tipos de enxertos, membranas, ou a associação de ambas as técnicas. Atualmente, existe um grande número de biomateriais que são utilizados como substitutos ósseos. O implante compósito bioreabsorvível BCP/PLGA (fosfato bicálcico/polilactida-co-glicolida) tem obtido grande sucesso na terapia moderna de defeitos ósseos. As suas caraterísticas e estrutura são semelhantes às do osso natural.
Embora a utilização da terapia laser suave na bioestimulação da reparação óssea tenha vindo a crescer de forma constante e vários estudos tenham demonstrado resultados positivos na cicatrização do tecido ósseo, existem poucos relatórios anteriores sobre a associação da LLLT e dos biomateriais.[20]

ER: LASER YAG

A literatura científica contém pouca informação sobre a interação do laser de alta intensidade com o tecido ósseo, especialmente no que diz respeito ao laser Er: YAG, que é atualmente um dos sistemas laser mais versáteis para uso clínico.
Alguns autores relataram a real viabilidade do laser Er: YAG para preparar o leito do implante no tecido ósseo, pois este sistema de laser, emitindo um comprimento de onda de 2.940 nm, pode realizar a ablação controlada do tecido ósseo sem danos térmicos, mas com redução simultânea de bactérias. Alguns destes estudos confirmaram que a cicatrização e a formação de novo osso são mais rápidas quando o osso é cortado com laser Er: YAG do que com brocas convencionais. O conhecimento dos aspectos básicos da interação do laser Er: YAG com o tecido ósseo é obrigatório para uma aplicação cirúrgica correta e para o estabelecimento de protocolos operatórios seguros. O laser Er: YAG é capaz de interagir com o tecido ósseo sem alterar a sua microestrutura. Para além de este sistema laser ser optimizado para o tecido ósseo, é também capaz de produzir superfícies livres de detritos e expor microestruturas que são importantes para fornecer os nutrientes necessários que promovem uma melhor formação de novo tecido ósseo. O laser Er: YAG é uma ferramenta potencial para a preparação de locais cirúrgicos para implantes de titânio. Utilizando os parâmetros aqui apresentados, não há carbonização, embora outros tenham relatado danos térmicos ligeiros. De facto, alguns destes trabalhos mostram que a superfície óssea irradiada, a reação fibroblástica e a revascularização foram mais pronunciadas nos tecidos irradiados com laser de Er: YAG. O sistema laser Er: YAG, quando utilizado perpendicularmente ao tecido e a uma distância focal correta, sob os parâmetros estudados, mostrou que:

1. É capaz de revelar a microestrutura original do tecido ósseo bovino.
2. A variação da taxa de repetição (Hz) não provoca alterações significativas no processo de ablação em termos de micromorfologia, mas quando a fluência é alterada, ocorre uma grande

alteração no volume ablacionado.[18]

A investigação recente no domínio da medicina dentária revelou a potencial aplicabilidade do laser de Er: YAG à ablação de tecidos duros dentários, como a remoção de esmalte e dentina, e a adequação do laser de Er: YAG como alternativa para o tratamento periodontal não cirúrgico foi recentemente relatada por Schwarz et al. A aplicação deste laser para a ablação óssea na cirurgia oral e periodontal é um passo esperado; no entanto, existem poucos relatórios sobre a utilização de lasers de Er: YAG em cirurgia óssea e pouco se sabe sobre a eficácia do laser Er: YAG na ablação óssea ou sobre as caraterísticas do tecido ósseo irradiado em comparação com os instrumentos rotativos dentários convencionais. O tempo necessário para atingir um determinado nível de remoção de tecido por ablação com laser de Er: YAG é comparável ao da perfuração com broca. Lewandrowski et al. referiram que a taxa de cicatrização após a irradiação com laser de Er: YAG pode ser equivalente ou mesmo mais rápida do que após a perfuração com broca. Embora tenham sido relatados atrasos na cicatrização após a ablação com laser Er: YAG, as diferenças nos resultados devem-se provavelmente, em parte, à utilização ou não utilização de irrigação com água durante a ablação, bem como a diferenças na energia de saída e no desenho da cirurgia. No caso da irradiação com laser Er: YAG com líquido de arrefecimento, espera-se que o processo de cicatrização seja melhor do que o registado após

A irradiação com laser de CO2 deve-se ao facto de causar menos danos térmicos e à ausência de subprodutos tóxicos. A superfície única produzida pela irradiação laser Er: YAG pode potencialmente melhorar a adesão dos elementos sanguíneos no início do processo de cicatrização. O laser de Er: YAG apresentou caraterísticas de corte comparáveis às brocas com alterações mínimas da composição, e vale a pena considerá-lo como uma ferramenta alternativa para remover e recontornar o osso com elevada precisão na cirurgia óssea.[19]

As avaliações histológicas e microscópicas electrónicas da eficácia do laser Er: YAG demonstraram um dano térmico mínimo do osso, um corte preciso, uma rápida cicatrização óssea e osteoindução. A precisão do laser de pulso Er: YAG na cirurgia óssea é explicada pelo seu elevado coeficiente de absorção na água e pela sua interação com o tecido ósseo.[b12]
Uma vez que as interações laser-tecido biológico são fototérmicas, por conseguinte, apesar de terem vantagens acrescidas em termos de precisão cirúrgica, redução dos danos colaterais nos tecidos moles, redução do ruído e eliminação das vibrações com os instrumentos convencionais, o efeito da maioria dos lasers dentários no osso é determinante para a cirurgia óssea, à exceção do Er: YAG e do Er,Cr:YAG. Os espectros de infravermelhos por transformação de Fourier das superfícies ósseas mostraram a formação de subprodutos tóxicos que atrasam a cicatrização após a irradiação com laser de Er: YAG sem refrigerante de água e com laser de CO_2. Foram relatadas aplicações clínicas recentes do laser Er: YAG na cirurgia óssea, no entanto, a menor eficiência de corte em comparação com os instrumentos convencionais e a falta de controlo da profundidade são as suas 17 limitações.

4. APLICAÇÕES EM TECIDOS MOLES

Com base nas suas várias caraterísticas, tais como ablação ou vaporização, hemostase e efeito de esterilização, o tratamento com laser pode servir como adjuvante ou alternativa à terapia periodontal mecânica convencional. O Dióxido de Carbono (CO_2) e o Neodímio dopado: Ítrio-Alumínio-Garnet (Nd: YAG) foram previamente aprovados para o tratamento de tecidos moles em periodontia devido à sua capacidade superior de ablação de tecidos moles, acompanhada de fortes efeitos hemostáticos e bactericidas. No entanto, quando estes lasers são aplicados em tecidos duros dentários, o resultado é um grande dano térmico, especialmente com uma saída de alta energia, tornando-os inadequados para o tratamento de tecidos duros. Recentemente, o laser dopado com érbio: Como é capaz de ablação em tecidos moles e duros, o laser Er: YAG pode ser utilizado para o tratamento de tecidos duros periodontais, como o desbridamento da superfície radicular, bem como para o tratamento de tecidos moles.

Nas bolsas periodontais, as superfícies radiculares estão contaminadas com uma acumulação de placa bacteriana e cálculo, bem como com a infiltração de bactérias e endotoxinas bacterianas no cemento. A remoção completa destas substâncias nocivas é essencial para a cicatrização do tecido periodontal. A formação de biofilmes na superfície radicular exposta dentro das bolsas periodontais impede a infiltração de antibióticos, pelo que é necessária a rutura mecânica do biofilme durante o tratamento periodontal. Basicamente, o objetivo do tratamento periodontal é restaurar a compatibilidade biológica das superfícies radiculares periodontalmente doentes para posterior fixação dos tecidos periodontais à superfície radicular tratada. Durante o tratamento periodontal inicial, o desbridamento da superfície radicular doente é normalmente efectuado por destartarização mecânica e aplainamento radicular com instrumentos manuais ou eléctricos. Os instrumentos eléctricos (raspadores eléctricos), tais como os raspadores ultra-sónicos ou a ar, são frequentemente utilizados para o tratamento da superfície radicular, uma vez que tornam o procedimento mais fácil e menos stressante para o operador, melhorando simultaneamente a eficiência do tratamento. No entanto, o desbridamento mecânico convencional com curetas continua a ser tecnicamente exigente e demorado, e os scalers eléctricos causam stress desconfortável aos pacientes devido ao ruído e à vibração. A remoção completa dos depósitos bacterianos e das suas toxinas da superfície radicular e dentro das bolsas periodontais não é essencialmente conseguida com a terapia mecânica convencional. Para além disso, o acesso a áreas como as furcações, concavidades, sulcos e locais distais dos molares é limitado. Embora os antibióticos sistémicos e locais sejam ocasionalmente administrados nas bolsas periodontais com o objetivo de desinfeção, com o uso repetido de antibióticos existe um risco potencial de produção de microrganismos resistentes. Por conseguinte, é necessário desenvolver novos sistemas de destartarização e alisamento radicular, bem como melhorar os instrumentos mecânicos atualmente utilizados. Os lasers são vantajosos, uma vez que podem conseguir uma excelente ablação dos tecidos com fortes efeitos bactericidas e de desintoxicação e podem chegar a sítios que os instrumentos mecânicos convencionais não conseguem. A utilização adjunta ou alternativa de lasers com instrumentos convencionais pode facilitar o tratamento e tem o potencial de melhorar a cicatrização.

O tratamento mecânico convencional produz normalmente uma camada de smear layer e, por vezes, sulcos profundos na superfície da raiz. A smear layer pode afetar negativamente a cicatrização dos tecidos periodontais, uma vez que contém bactérias e substâncias inflamatórias, tais como resíduos de cemento infetado e cálculo. Por isso, nos últimos anos, têm sido investigadas formas de eliminar a smear layer. Muitos investigadores examinaram os efeitos do condicionamento radicular após o desbridamento mecânico, utilizando agentes químicos como a tetraciclina, o ácido cítrico e o ácido etilenodiaminotetracético (EDTA). Foi demonstrado que o acondicionamento radicular remove a smear layer e expõe as fibras de colagénio e os túbulos dentinários, melhorando a histocompatibilidade e a ligação do novo tecido conjuntivo com a cementogénese. Foi relatado que a irradiação laser apresenta efeitos bactericidas e de desintoxicação sem produzir uma smear layer, pelo que a superfície radicular tratada com laser pode proporcionar condições favoráveis para a fixação do

tecido periodontal.
Foi demonstrado que a curetagem gengival após a destartarização e o alisamento radicular com instrumentos mecânicos não tem qualquer benefício adicional em relação à destartarização e ao alisamento radicular de rotina. Por conseguinte, a superfície radicular tem sido o foco do desbridamento mecânico e, atualmente, o desbridamento da superfície radicular é o principal passo da terapia periodontal não cirúrgica. No entanto, o mau resultado clínico da curetagem gengival pode ter sido devido à falta de uma ferramenta eficiente para o desbridamento dos tecidos moles. Ao contrário do tratamento mecânico com instrumentos convencionais, espera-se que a excelente ablação dos tecidos com o tratamento a laser promova a cicatrização dos tecidos periodontais, ablacionando as lesões inflamadas e o revestimento epitelial da parede dos tecidos moles dentro das bolsas periodontais. Este procedimento pode ser mais eficaz para o tratamento de bolsas residuais após a terapia inicial e durante a manutenção. Parte da energia do laser dispersa-se e penetra durante a irradiação nas bolsas periodontais. O laser atenuado a um nível de energia baixo pode então estimular as células do tecido circundante, resultando na redução das condições inflamatórias, na proliferação celular e no aumento do fluxo de linfa, melhorando a fixação do tecido periodontal e possivelmente reduzindo a dor pós-operatória. Embora não existam, até à data, provas claras de que as aplicações de laser melhorem os resultados clínicos devido à ação da curetagem, o tratamento com laser tem a vantagem potencial de realizar eficazmente o tratamento das paredes dos tecidos moles juntamente com o desbridamento da superfície radicular, pelo que deve ser aprofundado 16
investigado.

HEMOSTASIA

CO_2 laser

O laser de CO_2 tem sido utilizado para cirurgia de tecidos moles desde o início da década de 1970. Em 1976, foi aprovado pela Food and Drug Administration (FDA) dos EUA para cirurgia de tecidos moles, incluindo a cirurgia dos tecidos orais. [16] Uma vez que este comprimento de onda foi um dos primeiros a ser utilizado na cirurgia médica geral, existem inúmeros artigos publicados que comprovam a sua eficácia.[8] Uma vez que o laser de CO_2 (10.600 nm) produz danos térmicos graves, como fissuras, fusão e carbonização, quando aplicado em tecidos duros, a sua utilização tem sido limitada a procedimentos em tecidos moles. [16]
O laser de CO_2 tem um comprimento de onda de 10.600 nm e é utilizado como laser de onda contínua e pulsada. [16] Com o laser de CO_2, o rápido aumento da temperatura e da pressão intracelular leva à rutura celular, à libertação de vapor e de detritos celulares, denominados pluma laser. Os resíduos que se formam no local de impacto, o carvão, são tecidos carbonizados pelo raio laser. A formação de carvão ocorre mais rapidamente durante o modo de onda contínua do que durante os modos pulsado ou gated. Se se permitir que o carvão se acumule e se tentar irradiar o laser através dele, haverá um rápido salto de temperatura para 1500 a 2000° C e o local irradiado começará a incandescer com um brilho cor de laranja, causando danos térmicos extensos. Por conseguinte, a utilização adequada do laser requer a remoção da camada de carvão acumulada durante a cirurgia para restabelecer uma superfície húmida através da absorção da energia do laser. [15] O laser de CO_2 é um laser de meio ativo gasoso que incorpora um tubo selado contendo uma mistura gasosa com moléculas de CO_2 bombeadas através de uma corrente de descarga eléctrica. A energia luminosa, cujo comprimento de onda é de 10 600 nm, situa-se na extremidade da porção invisível não ionizante do infravermelho médio do espetro e é emitida através de um guia de ondas semelhante a um tubo oco em modo contínuo ou pulsado.[8] Este laser é facilmente absorvido pela água[16] , perdendo apenas para a família

do érbio[8] e, por conseguinte, é muito eficaz para a cirurgia de tecidos moles, que têm um elevado teor de água. A principal vantagem da cirurgia com laser de CO_2 em relação ao bisturi é o forte efeito hemostático e bactericida. A contração muito reduzida da ferida e a cicatrização mínima são outras vantagens da cirurgia a laser, especialmente no caso do laser de CO_2.[16]

ER: LASER YAG

No entanto, a capacidade hemostática é limitada, porque apenas a água à superfície do sangue no local da cirurgia é vaporizada. Não há penetração profunda nem calor sustentado para proporcionar uma contração rápida dos vasos. [8]

ND: LASER YAG

Em 1990, a FDA aprovou a remoção de tecidos moles por meio de um laser Nd: YAG pulsado. White et al utilizaram com sucesso o laser Nd: YAG para aplicação intra-oral de tecidos moles sem anestesia e com hemorragia mínima em comparação com a cirurgia com bisturi. Em 1997, a FDA aprovou o desbridamento sulcular por meio de um laser Nd: YAG pulsado. Em 1997, a FDA dos EUA aprovou a aplicação do laser Nd: YAG para desbridamento sulcular ou curetagem de tecidos moles. Foi a primeira aprovação da aplicação de laser em bolsas periodontais pela FDA. O laser Nd: YAG de 1064 nm penetra a uma profundidade de 60 mm antes de ser atenuado para 10% da sua força original. Por conseguinte, a energia é dispersa nos tecidos moles em vez de ser absorvida na superfície dos tecidos, como acontece com a energia do laser de CO_2. No entanto, uma vez que este comprimento de onda é atraído pelas cores, em tecidos moles muito pigmentados, como a pele, a dispersão é cerca de duas vezes superior à absorção. Este efeito de aquecimento com o laser Nd: YAG é ideal para a ablação de tecido anormal potencialmente hemorrágico e para a hemostase de pequenos capilares e vasos venosos muito pequenos. No entanto, o efeito de dispersão aumenta a dificuldade de avaliar a profundidade da penetração, particularmente em tecidos de cor clara, uma vez que a aparência da superfície do tecido não é um indicador fiável de danos térmicos.15 Devido às caraterísticas de penetração e termogénese, o laser de Nd: YAG produz uma camada de coagulação relativamente espessa na superfície do tecido mole laseado, apresentando assim uma forte hemostase. Assim, o laser de Nd: YAG é basicamente eficaz para a ablação de tecidos moles potencialmente hemorrágicos. A largura da camada de coagulação foi de 0,3-0,8 mm numa incisão de tecido mole oral bovino in vitro a 3-10 W. Em medicina dentária, a cirurgia de tecidos moles utilizando o laser Nd: YAG tem sido amplamente aceite.[16]

DIODO LASER

A FDA aprovou a cirurgia dos tecidos moles orais em 1995 e o desbridamento sulcular em 1998 através de um laser de díodo (GaAlAs 810 nm).[16] Todos os comprimentos de onda do díodo são altamente absorvidos pelo tecido pigmentado e são profundamente penetrantes, embora a hemostase não seja tão rápida como com o laser de árgon.[15]

O laser de díodo também foi introduzido nos últimos anos para utilização dentária, tendo obtido autorização de segurança da FDA. Também pode ser aplicado através de uma peça de mão flexível de fibra ótica de quartzo e tem um comprimento de onda de 819 nm. Este nível de energia é absorvido pela pigmentação nos tecidos moles e torna o laser de díodo num excelente agente hemostático. É utilizado para a remoção de tecidos moles em modo de contacto, dando uma sensação tátil semelhante à do electrocautério. A potência de saída para utilização dentária é geralmente de cerca de 2 a 10 watts e pode ser de modo pulsado ou contínuo. [15]

LASER ARGÃO

Não é muito utilizado na terapia periodontal. O laser de árgon foi aprovado pela FDA para cirurgia oral de tecidos moles e cura de materiais compósitos em 1991 e para branqueamento dentário em 1995.[8]

CORTE E COAGULAÇÃO

LASER CO_2: é absorvido na superfície do tecido com muito pouca dispersão ou penetração. Uma vez que a ablação se deve principalmente à ação da geração de calor, a carbonização ocorre facilmente na superfície irradiada, mas o calor produzido não se dispersa. Por conseguinte, o laser de CO_2 produz uma camada relativamente fina de tecido alterado termicamente (coagulação) à volta do local ablacionado. A largura da camada de coagulação foi registada como sendo de 100-300 lm numa incisão de pele de porco com o laser de CO_2 de modo contínuo a 6 W. A penetração nos tecidos desta irradiação laser será de aproximadamente 0,5 mm de profundidade, dependendo da densidade de potência.[16]
Pode cortar e coagular facilmente os tecidos moles e tem uma profundidade de penetração reduzida nos tecidos, o que é importante no tratamento de lesões da mucosa, por exemplo.8 O corte é acompanhado pela vaporização do tecido ao longo de uma linha, utilizando um feixe focado próximo do ponto focal, com um tamanho de ponto de 0,1 a 1,0 mm. A divergência do feixe para além do ponto focal resulta numa rápida perda de densidade de potência e protege o tecido subjacente, causando apenas a desnaturação e coagulação das proteínas.[16]

ND: LASER YAG
Utilizando as elevadas potências de pico de uma emissão de impulsos de funcionamento livre com um tempo de arrefecimento dos tecidos relativamente longo, as aplicações clínicas comuns são o corte e a coagulação de tecidos moles dentários e o desbridamento sulcular.[8]

DIODO LASER
O laser de díodo é um laser semicondutor de estado sólido que utiliza normalmente uma combinação de Gálio (Ga), Arsenieto (Ar) e outros elementos como o Alumínio (Al) e o Índio (In) para transformar energia eléctrica em energia luminosa. A gama de comprimentos de onda varia entre 800 e 980 nm. O laser é emitido em modos de onda contínua e de impulso fechado e é normalmente utilizado num método de contacto que utiliza um sistema flexível de entrega de fibra ótica. A luz laser a 800-980 nm é pouco absorvida pela água, mas muito absorvida pela hemoglobina e outros pigmentos. O laser de díodo é um excelente laser cirúrgico para tecidos moles, indicado para cortar e coagular a gengiva e a mucosa oral, bem como para curetagem de tecidos moles ou desbridamento sulcular.[16]
O laser de díodo exibe efeitos térmicos utilizando o efeito de "ponta quente" causado pela acumulação de calor na extremidade da fibra, e produz uma camada de coagulação relativamente espessa na superfície tratada. A utilização é bastante semelhante à electrocauterização. A penetração nos tecidos de um laser de díodo é menor do que a do laser de Nd: YAG, enquanto a taxa de geração de calor é maior, resultando numa coagulação mais profunda e numa maior carbonização da superfície, em comparação com o laser de Nd: YAG. A largura da camada de coagulação foi relatada como sendo superior a 1,0 mm numa incisão de tecido mole oral bovino in vitro. As vantagens dos lasers de díodo são o tamanho mais pequeno das unidades, bem como os custos financeiros mais baixos.[16]

O díodo é um excelente laser cirúrgico para tecidos moles e está indicado para cortar e coagular a gengiva e a mucosa e para o desbridamento sulcular.[8]

TERAPIA DE BOLSO

LASER DE CO: A transmissão do laser de CO_2 através de fibras ópticas era muito difícil e, por conseguinte, o sistema laser de CO_2 utilizava anteriormente sistemas de espelhos com braços articulados para a entrega do feixe laser. Recentemente, foram desenvolvidos novos sistemas flexíveis de transmissão através de fibras ópticas e sistemas de guia de ondas em tubo oco, juntamente com o desenvolvimento de pontas de contacto. Estes avanços podem tornar possível, num futuro próximo, a utilização do laser de CO_2 nas bolsas periodontais.[16]

Um ensaio clínico aleatorizado e controlado comparou o efeito da monoterapia com laser de CO_2 e Nd: YAG com o da destartarização ultra-sónica (Miyazaki et al 2003). Enquanto a irradiação com laser CO_2 para o tratamento da bolsa foi realizada na superfície externa da gengiva marginal, o tratamento com laser Nd: YAG foi realizado através da inserção da fibra ótica de contacto na bolsa periodontal. Os dados clínicos, microbiológicos e imunológicos (IL-1b) foram avaliados no início e após 1, 4 e 12 semanas de cicatrização. Todos os procedimentos de tratamento resultaram em reduções significativas da profundidade da bolsa à sondagem (PD). No entanto, uma redução significativa das pontuações médias de hemorragia à sondagem (BOP), bem como um ganho no nível de fixação clínica (CAL), só foi observada nos grupos de Nd: YAG e de destartarização ultra-sónica. Da mesma forma, ambos os procedimentos de tratamento revelaram melhorias significativas no que respeita aos parâmetros microbiológicos e imunológicos, enquanto estes valores permaneceram inalterados no grupo tratado com laser de CO_2 . A maioria das alterações clínicas e microbiológicas ocorreu durante a primeira semana após o tratamento. Os autores não referiram a cicatrização pós-operatória em grupos específicos (ou seja, eventos adversos que possam estar relacionados com o tratamento a laser) (Miyazaki et al 2003).[121]

No domínio da periodontia, foram publicados alguns relatórios sobre a aplicação do laser na gengivectomia e gengivoplastia no final da década de 1980. O laser de CO_2 não pode ser aplicado numa fibra ótica convencional. Os produtos norte-americanos utilizam um guia de ondas oco com uma peça de mão e pontas acessórias. A energia do laser é conduzida através do guia de ondas e é focada no local da cirurgia sem contacto. A perda da sensação tátil pode representar uma desvantagem para o cirurgião, mas a ablação do tecido pode ser precisa com uma técnica cuidadosa. As lesões de grandes dimensões podem ser tratadas com um simples movimento para a frente e para trás; o procedimento decorre rapidamente porque não é necessário tocar no tecido. O modo sem contacto tem assim uma vantagem no tratamento de estruturas orais móveis, como a língua e o pavimento da boca. Após a conclusão da cirurgia, muitos médicos utilizam um feixe desfocado para colocar uma ligadura biológica chamada escara na superfície da ferida.[8]

Este comprimento de onda tem a absorção mais elevada de todos os lasers dentários na hidroxiapatite, cerca de 1000 vezes superior à do érbio. Por conseguinte, a estrutura dentária adjacente a um local cirúrgico de tecidos moles deve ser protegida do feixe de laser incidente; normalmente, um instrumento metálico colocado no sulco proporciona essa proteção. A emissão de onda contínua e a tecnologia do sistema de entrega dos dispositivos de CO_2 limitam as aplicações em tecidos duros, porque pode ocorrer carbonização e fissuração da estrutura dentária devido à longa duração do impulso e às baixas potências de pico. No entanto, a investigação em curso que utiliza dispositivos experimentais com impulsos extremamente curtos mostra resultados favoráveis para a modificação da superfície e o reforço do esmalte dentário para aumentar a resistência à cárie.[8]

LASER DE ÉRBIO - YAG

O laser Er: YAG foi introduzido em 1974 por Zharikov et al (219) como um laser de estado sólido que gera uma luz com um comprimento de onda de 2,940 nm. De todos os lasers que emitem na gama espetral do infravermelho próximo e médio, a absorção do laser Er: YAG na água é a maior, porque o seu comprimento de onda de 2,940 nm coincide com a grande banda de absorção da água. Uma vez que o laser de Er: YAG é bem absorvido por todos os tecidos biológicos que contêm moléculas de água, este laser é indicado não só para o tratamento de tecidos moles, mas também para a ablação de tecidos duros. [16]

A elevada absorção do laser Er: YAG na água minimiza as influências térmicas nos tecidos circundantes durante a irradiação. Quando o laser de Er: YAG foi utilizado numa incisão de pele de porco em modo sem contacto, verificou-se a formação de uma camada termicamente alterada de apenas 10-50 gm [16]

Foi proposto um mecanismo de ablação de tecidos biológicos com o laser de Er: YAG, com base nas propriedades ópticas do seu comprimento de onda de emissão e nas caraterísticas morfológicas da superfície ablacionada pelo laser de Er: YAG. Durante a irradiação com o laser de Er: YAG, a energia do laser é absorvida seletivamente pelas moléculas de água e pelos componentes orgânicos hidratados dos tecidos biológicos, provocando a evaporação da água e dos componentes orgânicos e resultando em efeitos térmicos devido ao calor gerado por este processo ("evaporação fototérmica"). Além disso, nos procedimentos em tecidos duros, a produção de vapor de água induz um aumento da pressão interna no tecido, resultando numa expansão explosiva denominada "microexplosão". Estes efeitos dinâmicos provocam o colapso mecânico do tecido, resultando numa ablação "termomecânica" ou "fotomecânica". Este fenómeno foi também designado por "ablação explosiva mediada pela água". Ao contrário da irradiação laser de CO_2 (10 600 nm), o laser de Er: YAG é capaz de ablacionar tecidos duros. Koort et al referiram que o seu sucesso depende do equilíbrio da absorção na água e na hidroxiapatite (- PO4). Fried et al sugeriram que a diferença entre o laser de Er: YAG e o laser de CO_2 (10.600 nm) no mecanismo de ablação do esmalte se baseia principalmente no principal absorvente no tecido duro. Referiu que a absorção primária na água resulta na ablação mediada pela água, e a absorção primária na maior parte das hastes de esmalte resulta na fusão e vaporização. A absorção do laser de Er: YAG por componentes inorgânicos (hidroxiapatite) é muito inferior à do laser de CO_2 . Assim, na ablação de tecidos duros com o laser de Er: YAG, a absorção na água e nos componentes orgânicos hidratados ocorre rapidamente antes da acumulação de calor causada pela absorção nos componentes inorgânicos, resultando numa ablação termomecânica e explosiva. O excelente efeito de ablação do laser de Er: YAG dos tecidos moles e duros tem merecido muita atenção no domínio da terapia periodontal e tem sido objeto de extensa investigação. [16]

LASER Nd: YAG

A profundidade de penetração foi estimada em 2 ± 1 mm nos tecidos moles. Um estudo recente concluiu que podem ocorrer danos térmicos em nenhum dos tecidos subjacentes quando este laser é utilizado durante a aplicação de um laser em tecidos moles.

ablação de tecidos. Também foi registado um aumento significativo dos danos térmicos intrapulpares quando o dispositivo foi utilizado para remover a smear layer das raízes dentárias in vitro. [15]

Ao contrário dos lasers de CO_2 e Er: YAG, o laser de Nd: YAG tem baixa absorção na água, e a energia dispersa-se ou penetra nos tecidos biológicos. O efeito fototérmico do laser Nd: YAG é útil para a cirurgia de tecidos moles. É fácil aplicar o laser de Nd: YAG através de uma fibra ótica flexível com uma ponta de contacto de 400 lm (diâmetro do núcleo: 320 lm) adequada para a inserção em bolsas, tendo sido realizados ensaios clínicos e de investigação básica sobre curetagem de bolsas periodontais e desbridamento da superfície radicular. No entanto, apesar da utilização generalizada do laser Nd: YAG entre os médicos de clínica geral, ainda não existem provas suficientes, provenientes de estudos científicos, dos efeitos clínicos positivos deste laser. As opiniões divergem quanto à utilização de lasers nas bolsas periodontais. A Academia Americana de Periodontologia não recomenda a utilização de curetagem com laser, mas a Academia de Medicina Dentária com Laser (ALD) aprova a utilização adjuvante de lasers para curetagem após desbridamento mecânico convencional da raiz. No entanto, é sempre necessário ter em conta que, com um nível de energia elevado nos tecidos orais, o laser de Nd: YAG penetrará nos tecidos mais profundos do local alvo. Em particular, quando a irradiação é dirigida perpendicularmente ao alvo, esta penetração profunda pode ocasionalmente causar danos térmicos inesperados na polpa dentária, no osso alveolar e noutros tecidos circundantes. Spencer et al registaram um aumento médio da temperatura na superfície óssea de 4,5-11,1 °C durante a cirurgia de tecidos moles com laser de Nd: YAG com níveis de energia elevados de 5-9 W (100-180 mJ/pulso, 50 Hz) com e sem refrigerante de água. Friesen et al registaram uma resposta de cicatrização retardada no tecido ósseo irradiado pelo laser de Nd: YAG. É necessário ter cuidado quando se utiliza o laser Nd: YAG, especialmente com um nível de energia elevado, no tratamento de bolsas periodontais. São necessários mais estudos para estabelecer a utilização deste laser como uma modalidade de tratamento eficaz e segura em periodontia não cirúrgica, incluindo intervenções repetidas de bolsas residuais após a terapia periodontal inicial e na fase de manutenção. Devem ser demonstrados melhores resultados de tratamento com a utilização adjuvante do laser Nd: YAG em relação ao tratamento mecânico convencional isolado, bem como condições e técnicas de irradiação adequadas.[16]

O modo de impulso de funcionamento livre também permite ao médico tratar tecidos finos ou frágeis com uma maior margem de segurança para evitar a acumulação de calor na área circundante. A fibra ótica de Nd: YAG tem de ser cortada e limpa; caso contrário, a luz laser perderá rapidamente o seu sucesso. Quando utilizado num modo sem contacto e desfocado, este comprimento de onda pode penetrar alguns milímetros, o que pode ser utilizado para procedimentos como a hemostase, o tratamento de úlceras aftosas ou a analgesia pulpar.[8]

DIODO LASER

Alguns estudos demonstraram que um laser de díodo facilitava a remoção de bactérias das bolsas periodontais, resultando numa melhor cicatrização. Moritz et al relataram a irradiação da bolsa com um laser de díodo (805 nm) após a destartarização. A irradiação com o laser de díodo com uma potência de 2,5 W em modo pulsado (50 Hz, duração do impulso de 10 ms), produziu uma remoção bacteriana considerável das bolsas periodontais a um nível muito mais elevado do que o grupo que utilizou apenas a destartarização, especialmente em termos de A. actinomycetemcomitans. Moritz et al também efectuaram um estudo clínico utilizando um laser de díodo (805 nm) como tratamento adjuvante para bolsas periodontais, com o objetivo de reduzir ou eliminar bactérias. A irradiação pulsada a 2,5 W (50 Hz, duração do impulso 10 ms) foi realizada três vezes, 1 semana, 2 meses e 4 meses após a raspagem, enquanto o grupo de controlo foi lavado com H_2O_2. Após 6 meses, a redução bacteriana no grupo de terapia laser foi significativamente maior do que no grupo de controlo. A melhoria das pontuações de sangramento à sondagem e das profundidades das bolsas foi maior no grupo do laser. Concluíram que a terapia com laser de díodo, em combinação com a destartarização, apoia a cicatrização das bolsas periodontais através da eliminação das bactérias. Relativamente à utilização clínica do laser de díodo para o tratamento de bolsas, Coluzzi recomendou a curetagem de tecidos moles com laser a 0,4 W em modo de onda contínua após o desbridamento mecânico da

superfície radicular, seguida de irradiação a 0,6 W para hemostase e redução bacteriana, enquanto Gutknecht et al sugeriram a utilização de um laser de díodo a 2 W em modo de onda contínua para curetagem antes do desbridamento mecânico. São necessários estudos mais pormenorizados para estabelecer as condições de irradiação adequadas, incluindo a utilização de água de refrigeração, para a terapia de bolsas periodontais com lasers de díodo.[16]
Estes lasers são relativamente pouco absorvidos pela estrutura dentária, pelo que a cirurgia dos tecidos moles pode ser efectuada com segurança nas proximidades do esmalte, da dentina e do cemento. Além disso, à semelhança de um instrumento de árgon, o modo de emissão de onda contínua do laser de díodo pode provocar um aumento rápido da temperatura no tecido alvo. O médico deve utilizar ar e, por vezes, água para arrefecer o local da cirurgia e continuar a mover a fibra em torno da área de tratamento. A principal vantagem dos lasers de díodo é o facto de serem instrumentos portáteis e de menor dimensão.[8]

LASER ARGÃO

O laser de árgon utiliza gás de iões de árgon como meio ativo e é fornecido por fibra ótica nos modos de onda contínua e pulsado. Este laser tem dois comprimentos de onda, 488 nm (azul) e 514 nm (azul-verde), no espetro da luz visível. É bem absorvido nos tecidos pigmentados, incluindo a hemoglobina e a melanina, e nas bactérias pigmentadas. Henry et al relataram que o laser de árgon a um nível baixo tem um efeito bactericida sobre as espécies Prevotella e Porphyromonas na presença de oxigénio. Sugeriram que doses baixas de radiação laser de árgon podem ser eficazes no tratamento de infecções clínicas causadas por espécies de Prevotella e Porphyromonas associadas a biofilmes. Considerando as vantagens da erradicação de bactérias pigmentadas, este laser pode ser útil para o tratamento de bolsas periodontais. São necessários mais estudos in vitro e in vivo para demonstrar os benefícios clínicos deste laser.[16]
O comprimento de onda de 514 nm tem o seu pico de absorção nos tecidos que contêm hemoglobina, hemossiderina e melanina; assim, tem excelentes capacidades hemostáticas. A fibra de vidro flexível de pequeno diâmetro é normalmente utilizada em contacto com o tecido alvo da cirurgia. Esta fibra é de fácil manutenção e esterilização. A extremidade deve ter uma borda bem definida, chamada de clivagem, que deve ser inspecionada e re-cravada durante o procedimento. Os subprodutos cirúrgicos que se acumulam na fibra devem ser limpos, uma vez que esses detritos absorvem a energia do laser e afectam a eficiência. A doença periodontal inflamatória aguda e as lesões altamente vascularizadas, como um hemangioma, são ideais para o tratamento com o laser de árgon.[8]
A fraca absorção no esmalte e na dentina é vantajosa quando se utiliza este laser para cortar e esculpir tecidos gengivais, porque há uma interação mínima e, por conseguinte, não há danos na superfície do dente durante estes procedimentos.[8]

LANAP

Há mais de dez anos, os Drs. Robert Gregg e Delwin McCarthy publicaram sobre a utilização de um laser Nd: YAG pulsado específico de funcionamento livre (FR) para o tratamento da doença periodontal. Inicialmente concebido e desenvolvido na década de 1990, propuseram mais tarde a sua utilização para conseguir a regeneração óssea.

Desenvolveram um protocolo específico (LANAP), com parâmetros operacionais comprovados pela investigação. O LANAP (Laser Assisted New Attachment Procedure), recebeu autorização da FDA em 2004. A Millennium Dental Technologies, Inc., desenvolveu o laser PerioLase MVP-7, (Nd: YAG), que funciona num comprimento de onda de 1064 nm para realizar o procedimento terapêutico

LANAP.

Em 2004, a U.S. Food and Drug Administration autorizou o Protocolo LANAP para o tratamento da doença periodontal.

Um componente-chave do protocolo é o laser dentário digital PerioLase® MVP-7TM desenvolvido pela Millennium Dental Technologies, um verdadeiro laser Nd: YAG pulsado. O comprimento de onda deste laser é de 1064 nm. Pode ser utilizado para atingir potências de pico na ordem dos 1.000 watts e tem a capacidade de variar a duração do impulso (duração de cada impulso de laser). Este comprimento de onda da luz laser visa o tecido da bolsa doente ou infetado, afastando-o do tecido conjuntivo subjacente. O epitélio necrótico é separado do tecido conjuntivo ao nível histológico das cristas retéicas. Uma vez que a energia do laser é bastante selectiva para o tecido doente, o tecido conjuntivo subjacente é poupado, permitindo assim a cicatrização e a regeneração em vez da formação de uma bolsa selada por um epitélio juncional longo.

Não é necessário iniciar uma terapia periodontal inicial antes do protocolo LANAP. O procedimento LANAP é geralmente realizado em duas consultas, embora possa ser realizado numa só. Em média, cada uma das duas consultas tem a duração de duas horas. Os pacientes são vistos numa consulta pós-operatória de uma semana para uma avaliação e, depois, aos 30 dias pós-operatórios para uma profilaxia supragengival.

Posteriormente, é efectuada uma terapia periodontal de suporte de três em três meses. Os pacientes são acompanhados de perto durante este período. Ao fim de um ano, é efectuada uma avaliação pós-operatória, que inclui uma sondagem periodontal completa e uma radiografia da boca inteira. Nesta altura, a fase dois da medicina dentária pode ser iniciada, uma vez confirmado que a condição periodontal está estável.[154]

A definição formal desenvolvida para LANAP é "Nova fixação mediada por cimento à superfície da raiz na ausência de um epitélio juncional longo".

Os aspectos específicos do protocolo LANAP são os seguintes:

Uma fina fibra laser de 0,3 - 0,4 permite um acesso fácil e profundo à bolsa periodontal sem necessidade de elevar cirurgicamente um retalho. A fototermólise selectiva é gerada para remover o epitélio da bolsa doente, infetado e inflamado, preservando o tecido conjuntivo adjacente saudável. Provoca uma ablação precisa dos tecidos e uma hemostase anti-séptica, variando a densidade de energia do laser, a duração do impulso e a repetição. Ocorre a destruição de agentes patogénicos periodontais - (Funcionando a um comprimento de onda de 1060nm, a energia da luz laser é atraída para tecidos pigmentados e bactérias coloridas). A alteração das definições do laser completa o processo de desbridamento e consegue-se a hemostase com um coágulo de fibrina. O encerramento é efectuado sem suturas ou cola cirúrgica, baseando-se no coágulo de fibrina e na compressão dos tecidos. A gestão da patologia oclusal é efectuada com o ajuste oclusal e a imobilização dos dentes com mobilidade superior à Classe II.

Fornece energia intensa, precisa e selectiva à área afetada (bolsa periodontal), sem danificar os tecidos adjacentes, sela o orifício da bolsa com um coágulo de fibrina térmica, cria uma barreira física (como uma membrana de barreira), impedindo o crescimento do epitélio e promove a cicatrização de baixo para cima, em vez de de cima para baixo; estimulando a libertação de células pluripotentes do ligamento periodontal e do osso alveolar.

O PerioLase MPV-7 e a técnica/protocolo LANAP (Laser Assisted New Attachment Procedure) proporcionam aos profissionais o primeiro laser Nd: YAG com um procedimento específico e autorização da FDA para uma nova fixação mediada por cemento à superfície da raiz do dente na ausência de epitélio juncional longo. Proporciona uma redução consistente da profundidade de sondagem, nova fixação clínica e crescimento ósseo radiográfico para dentes periodontalmente afectados com o mínimo de desconforto para o paciente. [155156157]

Um estudo retrospetivo de 8 anos da LANAP demonstrou uma redução consistente da profundidade média da bolsa (40%) e uma melhoria da densidade óssea (38%). Nas alterações da densidade óssea medidas pelo sistema de imagiologia Emago, 100% dos casos mostraram um aumento da densidade. A LANAP demonstrou ser eficaz na redução da profundidade da bolsa sem recessão gengival durante um período de 6 meses.[158].[159]

Num estudo histológico em humanos que comparou o LANAP utilizando o PerioLase MPV-7 com a destartarização e alisamento radicular sem utilização do laser, 12 dentes foram removidos em bloco e estudados histologicamente.

Os resultados demonstraram uma frequência de 100% de novas ligações mediadas pelo cemento às raízes dos dentes periodontalmente afectados em todos os 6 dentes tratados com LANAP.[160] O laser PerioLase Nd: YAG e o procedimento e protocolo cirúrgicos patenteados (Figura 1) permitem uma remoção termolítica muito selectiva do epitélio periodontal doente na bolsa sem danificar o tecido conjuntivo saudável.[160,161]

TERAPIA CIRÚRGICA:

A primeira utilização documentada de um laser em cirurgia periodontal foi publicada no ano de 1985. Os primeiros esforços limitaram-se aos procedimentos em tecidos moles que podiam ser realizados utilizando um sistema de aplicação de lentes ópticas rectas/braço articulado. Esta limitação significava que apenas as áreas acessíveis por visão direta podiam ser tratadas. Uma segunda limitação, igualmente importante, era a incapacidade dos lasers para interagir favoravelmente com tecidos calcificados, como a estrutura dentária e o osso. Em 1985, Myers e Myers modificaram um laser oftálmico de Nd: YAG para utilização dentária. Os clínicos rapidamente notaram que este comprimento de onda podia ser utilizado para cirurgia de tecidos moles. Os avanços subsequentes na investigação do laser produziram um sistema de entrega de guia de onda oca para lasers de dióxido de carbono (CO_2) e um sistema de entrega de fibra ótica para outros comprimentos de onda, tornando o acesso a toda a cavidade oral muito mais fácil. A investigação adicional levou à aplicabilidade de outros comprimentos de onda, como o árgon, o hólmio, o díodo e o érbio, para utilização dentária. Existem várias vantagens na utilização de lasers na terapia periodontal. Estas vantagens incluem hemostase, menos inchaço pós-operatório, redução da população bacteriana no local da cirurgia, menor necessidade de sutura, cicatrização mais rápida e menos dor pós-operatória. Atualmente, os estudos sobre a velocidade de cicatrização das feridas com laser em comparação com as feridas com bisturi são inconclusivos: vários estudos sugerem uma cicatrização mais rápida, outros sugerem uma cicatrização mais lenta e outros ainda referem que não existe qualquer diferença. Os lasers de árgon, CO_2, díodo e Nd: YAG proporcionam o que é essencialmente um campo operatório seco e sem sangue. Uma vez que o comprimento de onda do érbio é emitido num modo pulsado de funcionamento livre, a energia térmica não é sustentada durante tempo suficiente para fornecer energia suficiente para alcançar a hemostase. Além disso, o comprimento de onda do érbio não é absorvido pela hemoglobina ou por componentes sanguíneos pigmentados semelhantes. Uma discussão mais completa sobre as

caraterísticas de absorção dos vários lasers pode ser encontrada noutra parte desta edição. Pensa-se que os lasers que proporcionam hemostase aumentam a ativação das plaquetas no local da ferida, o que leva à selagem dos vasos sanguíneos. A redução do inchaço após a utilização de lasers cirúrgicos parece estar relacionada com a selagem dos vasos linfáticos. A maioria dos lasers cirúrgicos utilizados na terapia periodontal também tem a capacidade de reduzir significativamente a população bacteriana no local da cirurgia. Esta redução é provocada pela interação da energia do laser com a porção pigmentada das bactérias que se encontram nos tecidos da cavidade oral. Uma vez que estes lasers cirúrgicos proporcionam uma excelente hemostase, a necessidade de sutura é reduzida significativamente. Alguns lasers podem ser utilizados para soldar os bordos dos tecidos, o que, por si só, reduz a necessidade de sutura. Atualmente, a afirmação de que a cirurgia a laser resulta em menos dor pós-operatória não pode ser provada com medições científicas, mas tem de se basear em relatos anedóticos de doentes após essa cirurgia e na necessidade de o cirurgião fornecer medicamentos para a dor para uma ou outra modalidade. Também é necessário ter em conta que a aceitação do tratamento a laser por parte dos doentes é extremamente elevada, dando assim mais confiança ao doente no seu médico, que é visto como estando a utilizar os métodos mais avançados de tratamento dentário. Todas as vantagens mencionadas anteriormente são mediadas pelo facto de a energia laser ter a capacidade de ser absorvida pela água ou pelos cromóforos nos tecidos. Uma vez que a absorção da energia laser nos tecidos produz o trabalho necessário para alcançar o resultado desejado, o laser de CO_2 é particularmente adequado para a cirurgia de tecidos moles: a sua
é altamente absorvido pelo conteúdo de água dos tecidos. Uma vez que os tecidos moles contêm aproximadamente 90% de água, absorvem facilmente o comprimento de onda do CO_2. É necessária uma breve descrição de cada laser e da forma como interage com os tecidos moles na cirurgia periodontal para compreender melhor as vantagens desta nova modalidade de tratamento da doença periodontal.

Laser de árgon

O laser de árgon é o único laser para tecidos moles que funciona na parte visível do espetro eletromagnético. A sua potência é fornecida através de uma fibra ótica e é utilizada numa onda contínua em modo de contacto. A luz azul-verde visível do laser de árgon é facilmente absorvida pelos tecidos moles, especialmente quando estes são pigmentados com melanina ou hemoglobina. À medida que a energia do laser de árgon é convertida em calor, há um efeito térmico nos tecidos moles que produz primeiro a coagulação e depois a vaporização.

Existem amplas provas de que o laser de árgon é útil na redução de bactérias pigmentadas dentro da bolsa periodontal. Em 1995, Finkbeiner cunhou o termo laser pocket thermolysis para descrever a redução de agentes patogénicos dentro da bolsa periodontal utilizando um laser de árgon em conjunto com a destartarização e o alisamento radicular. Há relatos de que este laser é útil na regeneração tecidular guiada através da desepitelização da margem da ferida. Atualmente, o laser de árgon é útil na aplicação clínica de soldadura e soldadura de tecidos moles. A importância da soldadura de tecidos em comparação com os métodos convencionais de encerramento de tecidos reside no facto de poder ser mais rápida, menos traumática e mais fácil de aplicar.

Laser de dióxido de carbono

A capacidade do laser de CO_2 para fornecer a potência necessária em modos contínuos e fechados, utilizando peças de mão focadas ou não focadas, confere a este instrumento a versatilidade e a precisão necessárias para procedimentos cirúrgicos em tecidos moles. O laser de CO_2 é absorvido pela água e não pelos cromóforos presentes nos elementos celulares dos tecidos.

Em comparação, os comprimentos de onda do laser Nd: YAG e do laser de díodo são absorvidos pelo pigmento e são transmissíveis através da água, tornando-os úteis na redução e possível eliminação das bactérias associadas à doença periodontal. Relatos anedóticos indicam que os pensos periodontais raramente são utilizados após a cirurgia com qualquer comprimento de onda de laser, com exceção do local recetor de um enxerto gengival livre. Mesmo neste caso, o penso é utilizado para proteger o tecido dador e não apenas para cobrir o local da ferida. O laser de CO_2 é absorvido pelo componente água dos tecidos duros dentários, o que pode provocar danos térmicos; por conseguinte, deve evitar-se o contacto com esses tecidos. Qualquer contacto inadvertido com o tecido duro pode inibir a fixação dos fibroblastos e atrasar a cicatrização da ferida.

Laser Nd: YAG

A primeira utilização de um laser de fibra ótica em cirurgia periodontal foi o laser Nd: YAG, apresentado por Myers et al. em 1985. Este laser pode ser utilizado em modo de contacto ou sem contacto para ablação e corte de tecidos moles na cavidade oral. Uma vez que a energia do laser é fornecida através de uma ponta de fibra ótica, pode ser utilizada dentro da bolsa gengival. Tal como o laser de díodo, o Nd: YAG tem uma afinidade para os cromóforos nos tecidos pigmentados, o que resulta numa boa hemostase. Quando o laser Nd: YAG é utilizado em modo de contacto, forma-se uma camada de tecido carbonizado na ponta da fibra. Quando isso ocorre, o tecido carbonizado absorve a energia do laser e há um aumento significativo na energia térmica fornecida aos tecidos. Como essa energia térmica aumentada é absorvida na superfície do tecido, há uma diminuição significativa na penetração do tecido mole. Existe uma quantidade significativa de provas que demonstram que o comprimento de onda do laser Nd: YAG tem uma afinidade com a pigmentação; é esta caraterística que o torna especialmente útil na redução ou eliminação das bactérias pigmentadas normalmente associadas à periodontite. Quando esta redução bacteriana é associada à instrumentação convencional da raiz para remover depósitos duros e moles, pode ocorrer uma descontaminação mais eficaz da bolsa doente, conseguindo-se assim uma maior redução da bolsa durante a fase conservadora da terapia periodontal. Quando utilizado em modo de contacto, o laser Nd: YAG é útil em procedimentos de gengivectomia e gengivoplastia. Proporciona uma excelente hemostase e, como o laser de Nd: YAG pulsado não causa danos térmicos profundos, há uma redução da dor pós-operatória. Há inúmeros relatos na literatura sobre a capacidade do laser de Nd: YAG em remover tecidos gengivais hiperplásicos sem danos térmicos profundos aos tecidos adjacentes. Vários procedimentos cirúrgicos com Nd: YAG, como a frenectomia, podem ser efectuados sem hemorragia e com um mínimo de anestesia. Isto resulta numa dor pós-operatória mínima. Para além dos procedimentos excisionais e ablativos na cavidade oral, a utilização do laser de Nd: YAG para tratamento paliativo de lesões orais, como as úlceras aftosas, está bem documentada. O laser é utilizado num modo sem contacto e com uma potência extremamente baixa para desnaturar as proteínas da camada superficial das lesões, proporcionando assim uma ligadura biológica criada com os próprios tecidos do doente. Este processo resulta no alívio imediato da dor e há provas de que o tempo de cicatrização pode ser reduzido significativamente. Estudos confirmaram os efeitos nocivos do laser Nd: YAG quando utilizado diretamente nas superfícies ósseas e radiculares. Estes efeitos potencialmente nocivos incluem danos térmicos no osso subjacente quando este laser é utilizado em tecidos moles finos para efetuar gengivectomias.

Laser de díodo

O comprimento de onda do laser de díodo é fornecido numa onda contínua ou num impulso fechado num modo de contacto. Pode cortar tecidos moles e reduzir a contagem de bactérias nas bolsas periodontais. A capacidade de utilizar este instrumento num modo de onda contínua ou pulsada aumenta consideravelmente a sua utilidade na cirurgia de tecidos moles. Existem provas de que este comprimento de onda pode causar uma redução da inflamação gengival e uma menor necessidade de anestesia local durante os procedimentos cirúrgicos. Tal como os lasers Nd: YAG e CO_2, os lasers de díodo podem ser utilizados para cortar ou vaporizar tecidos moles. Podem ser atingidas zonas de necrose térmica inferiores a 1 mm, o que proporciona uma precisão cirúrgica e hemostase adequadas para muitos procedimentos em tecidos moles. O laser pode ser utilizado num modo sem contacto para coagular tecidos moles ou para proporcionar hemostase numa área. Tal como acontece com os lasers de CO2 e Nd: YAG, a maioria dos procedimentos em tecidos moles pode ser efectuada com este comprimento de onda.

Lasers de hólmio

Os lasers de hólmio podem cortar e vaporizar tecidos moles ao mesmo tempo que proporcionam hemostasia. Tal como acontece com os lasers de díodo e Nd: YAG, este comprimento de onda é fornecido através de uma fibra ótica de quartzo flexível. É possível obter uma precisão e um controlo cirúrgicos razoavelmente bons ao cortar ou vaporizar com uma fibra nua em modo de contacto ou sem contacto. Tal como acontece com o laser de CO_2, as interações fototérmicas dos tecidos moles com o laser de hólmio não dependem da hemoglobina ou de outros pigmentos tecidulares para o aquecimento eficaz dos tecidos. As profundidades de penetração pouco profundas, combinadas com a potência de pico elevada caraterística dos lasers pulsados de funcionamento livre, permitem que o laser de hólmio abla tecidos duros e calcificados. O mecanismo de ablação do tecido calcificado é provavelmente uma combinação de processos fototérmicos e fotoacústicos, em vez de uma verdadeira ablação. A carbonização pode ser minimizada através da irrigação da superfície do tecido. Atualmente, o laser de hólmio não está aprovado para utilização em tecidos duros dentários.

Lasers de érbio

A família de lasers dentários de érbio é constituída por dois comprimentos de onda com propriedades semelhantes, mas não idênticas. O laser de érbio:ítrio-alumínio-garnet (Er: YAG) produz um comprimento de onda de 2940 nm e o laser de érbio, crómio: ítrio-escândio-gálio-garnet (Er,Cr:YSGG) produz um comprimento de onda de 2780 nm.

A família de lasers de érbio tem sido utilizada para a preparação de cavidades e remoção de cáries desde 1997. Estes lasers são fornecidos por uma fibra ótica especial ou por um guia de ondas oco, e todos os instrumentos funcionam num modo pulsado de funcionamento livre. Estes comprimentos de onda têm a maior absorção na água e têm a penetração mais superficial nos tecidos moles do que qualquer outro comprimento de onda dentário. Quando utilizado num modo sem contacto, ocorrerá uma hemostase mínima durante a cirurgia periodontal, em comparação com os lasers de CO_2 e Nd: YAG. Tal como acontece com outros lasers de tecidos moles, existe um efeito bactericida comprovado quando se utiliza o laser Er: YAG. Os lasers de érbio podem ser utilizados para cortar e ablacionar tecidos moles com precisão. Os cortes são semelhantes aos do bisturi e quase não há atraso na cicatrização. Os lasers de érbio são por vezes utilizados com acessórios de modo de contacto para melhorar a sua capacidade de cortar tecidos moles com hemostase.

A aplicação mais útil destes lasers na cirurgia de tecidos moles ocorre quando são utilizados para aparar os tecidos gengivais na preparação para a remoção de cáries sem necessidade de analgesia. Como estes lasers são bem absorvidos pelos tecidos duros, o cirurgião deve proteger as estruturas dentárias adjacentes no campo operatório. A anestesia local pode não ser necessária, dependendo da profundidade do procedimento. A investigação mostra que o laser Er: YAG pode remover o cálculo e os lipopolissacáridos das superfícies radiculares sem derreter, carbonizar ou carbonizar a superfície radicular. O laser Er: YAG pode ser utilizado não só para remover o tecido duro e mole doente das superfícies radiculares, mas também para limpar o tecido doente nas furcações radiculares e bolsas infra-ósseas sem danificar as superfícies radiculares. Enquanto que outros comprimentos de onda estudados (Nd: YAG, CO_2) podem deixar uma camada de carbonização na superfície da raiz que impede a fixação de fibroblastos à superfície da raiz, o Er: YAG deixa uma superfície lisa e sem carbonização, sem camada de manchas e com a matriz de colagénio exposta. Atualmente, não existem relatos na literatura científica que validem a utilização do comprimento de onda Er,Cr: YSGG na cirurgia óssea periodontal.

Desepitelização

O tratamento bem sucedido dos defeitos periodontais requer uma nova ligação das fibras do ligamento periodontal ao cemento recém-formado da superfície radicular. A proliferação apical de epitélio das superfícies adjacentes da ferida ao longo de uma superfície de cicatrização interfere com a formação de uma nova ligação conjuntiva entre a superfície da raiz e o osso alveolar de suporte.

Muitas técnicas têm sido sugeridas para retardar o crescimento descendente do epitélio. Mais recentemente, foram colocados vários tipos de materiais entre o bordo da ferida de cicatrização e a superfície da raiz, numa tentativa de retardar a migração epitelial. Estas técnicas apresentavam falhas significativas na sua aplicação: os materiais utilizados dissolviam-se rapidamente quando expostos ao ambiente oral após a recessão dos tecidos moles ou não se dissolviam de todo, exigindo um segundo procedimento cirúrgico para os remover.

Até ao aparecimento de membranas de barreira reabsorvíveis que mantivessem a sua integridade durante um período de tempo suficientemente longo para que a fixação ocorresse, foi sugerido um método de exclusão epitelial utilizando um laser de CO_2.

A absorção da energia do CO_2 pelo tecido gengival pode ser controlada de tal forma que ocorre a vaporização do fluido intracelular, levando à rutura de toda a célula. Uma vez que a interação entre o comprimento de onda do CO_2 e os tecidos gengivais é superficial em profundidade (0,1-0,3 mm), resulta numa menor contração da ferida e numa resposta inflamatória reduzida. Estudos em animais e humanos demonstraram que o laser de CO_2 pode remover eficazmente o epitélio dos tecidos gengivais sem danificar o tecido conjuntivo subjacente. Estes estudos demonstram que, quando a energia do CO_2 é aplicada a um retalho mucoperiosteal de espessura total, o tecido conjuntivo subjacente não é danificado, apesar da remoção completa do epitélio.

Quando os locais tratados por desepitelização a laser combinada com enxertos ósseos são comparados com locais não tratados em desenhos experimentais de boca dividida, os locais tratados com CO_2 mostram um melhor ganho do nível de fixação clínica e um maior preenchimento ósseo dos defeitos infra-ósseos. A vantagem da utilização do laser de Er: YAG em combinação com o laser de CO_2 numa técnica cirúrgica combinada torna-se agora evidente: o laser de Er: YAG pode ser utilizado para remover tecido doente da superfície da raiz. Este processo deixa a superfície da raiz lisa, sem camada de carvão e com a matriz de colagénio exposta. O passo seguinte no procedimento cirúrgico periodontal é a desepitelização do retalho. Este procedimento permite que o tecido conjuntivo forme uma nova ligação à superfície lisa da raiz. Esta técnica cirúrgica de duplo comprimento de onda do laser mostra um enorme potencial na cirurgia regenerativa periodontal. São necessários mais estudos de boca dividida com um maior número de pacientes para validar o que foi demonstrado em dois modelos animais e pequenos estudos em humanos. As cirurgias a laser de tecidos moles que utilizam vários comprimentos de onda são a gengivectomia, a gengivoplastia, a frenectomia, a cirurgia de implante de segunda fase, o enxerto gengival livre, o peeling a laser e o alongamento da coroa de tecidos moles.[22]

5. CIRURGIAS ESTÉTICAS

Comum a todos os procedimentos de alongamento de coroas é a necessidade de uma atenção meticulosa para manter os requisitos anatómicos da largura biológica, que, se violados, podem levar a inflamação crónica, perda de fixação e recessão.

Uma ressecção óssea exacta e cuidadosa que permita espaço para cada componente da largura biológica, que se entende ser de aproximadamente 3 mm dependendo do indivíduo, é, portanto, um pré-requisito absoluto para resultados estáveis e a longo prazo após os procedimentos de alongamento da coroa.

Cobb, numa revisão da literatura de 2006 sobre lasers em periodontia, levanta uma série de questões e problemas que devem ser abordados para apoiar o alongamento de coroas sem retalho funcional e estético mediado por laser com dados válidos e fiáveis baseados em provas: "(1) Existe uma sensação tátil suficiente transmitida através da ponta do laser para permitir ao clínico distinguir adequadamente entre osso e superfície radicular, cemento e/ou dentina? (2) Algum destes relatórios determinou se as raízes dos dentes tratados sofreram danos, por exemplo, crateras, fossas, carbonização, fissuras induzidas pelo calor ou fusão? (3) Nos casos que requerem remoção óssea, a falta de visualização direta permite ao clínico estabelecer uma dimensão anatómica adequada e contornos que manterão a papila gengival pós-cirúrgica e evitarão a violação da largura biológica?"

Como parte da mudança de paradigma em direção a procedimentos cirúrgicos mais minimamente invasivos, são cada vez mais frequentes as referências ao alongamento da coroa sem retalho mediado por laser na literatura publicada. De acordo com um estudo "Laser-Assisted Flapless Crown Lengthening: A Case Series" realizado por Michael K. McGuire e E. Todd Scheyer (2011), os resultados mais consistentes após o alongamento da coroa sem retalho mediado por laser de Er: YAG ocorreram durante a ostectomia a laser. Em cada local, foram observadas depressões ósseas significativas na crista óssea agora posicionada mais apicalmente, independentemente do biótipo tratado e dos esforços para atenuar ou eliminar essas depressões, alterando a posição da ponta do laser e tentando o recontorno ósseo em direção à placa cortical vestibular. Além disso, a remoção imprecisa, irregular e insuficiente de osso foi frequentemente observada quando foram efectuadas ostectomias para estabelecer espaço suficiente para os elementos da largura biológica. A queimadura radicular induzida pelo laser também foi evidente em vários locais, apesar dos cuidados tomados para evitar o contacto direto com as superfícies radiculares, posicionando o laser paralelamente aos eixos longos dos dentes tratados. Nesta série de casos, foram reflectidos retalhos mucoperiósteos de espessura total após o alongamento da coroa sem retalho, com dois objectivos: (1) observar e documentar os resultados intra-operatórios imediatos e (2) modificar clinicamente sequelas cirúrgicas potencialmente problemáticas. Como referido anteriormente, foram encontrados problemas relacionados com o osso e com a raiz. A necessidade de não violar os requisitos de espaço da largura biológica é fundamental para a estabilidade periodontal a longo prazo após qualquer abordagem ao alongamento da coroa. A violação da largura biológica pode causar inflamação contínua, perda de inserção e recessão. Era evidente que, em muitos locais, os resultados inadequados e imprecisos da ostectomia resultariam provavelmente na violação da largura biológica, pelo que foram tomadas medidas corretivas de ostectomia com retalho aberto. Para além das preocupações com a largura biológica, os sulcos ósseos cervicais presentes em vários graus em cada caso colocaram preocupações e questões clínicas imediatas. A correção cirúrgica com retalho aberto e a eliminação desta técnica criaram defeitos. Para além de modificar os resultados ósseos, também foram feitas tentativas para remover a corrosão da raiz secundária à carbonização induzida por laser observada em vários locais após o procedimento de alongamento da coroa fechada. As raízes afectadas foram aplainadas e raspadas. No entanto, apesar da instrumentação da raiz, a cárie residual tendeu a persistir. Tal como nos achados ósseos, subsistem preocupações clínicas relativamente aos efeitos a longo prazo dos danos persistentes na superfície da raiz. É importante salientar que os resultados estéticos a longo prazo observados nesta série de casos permaneceram estáveis e bem sucedidos. Isto não é surpreendente, uma vez que foram seguidas as diretrizes cirúrgicas para a preservação da largura biológica e, quando feito corretamente, o resultado do alongamento da coroa é estável ao longo do tempo. Atualmente, desconhece-se se estes resultados teriam persistido sem uma intervenção secundária com retalho aberto. Os lasers dentários têm um grande potencial e as cirurgias minimamente invasivas, incluindo o alongamento cirúrgico da coroa, requerem uma base sólida em dados comprovados. Para que o alongamento de coroa sem retalho se torne um tratamento aceite e padrão, essa informação baseada em evidências só pode vir de ensaios clínicos prospectivos controlados e bem concebidos.e[9]

A combinação da utilização de lasers com a medicina dentária estética era um mero sonho há mais de 20 anos. A invenção do laser de rubi por Maiman, há mais de 40 anos, preparou o terreno. Nos anos que se seguiram à sua introdução, registou-se um aumento constante da utilização de lasers na medicina. Já em 1963, os dermatologistas removiam tecidos malignos com lasers de dióxido de carbono (CO2) e, em 1964, os oftalmologistas utilizavam lasers de rubi para pequenas cirurgias oculares. De acordo com Myers, os investigadores analisaram uma série de possibilidades no espetro eletromagnético relativas aos lasers. Descobriram que existem determinados comprimentos de onda que são específicos para os dentes. Em meados dos anos 90, o tamanho do instrumento diminuiu e a facilidade de utilização e a previsibilidade tornaram-se mais consistentes. O custo foi reduzido drasticamente, pelo que, atualmente, a utilização do laser na medicina dentária estética é mais frequente.

A medicina dentária "estética" ou "cosmética" não é outra coisa senão a medicina dentária geral restauradora completada a um nível que simplesmente faz todos os esforços para imitar um aspeto natural. O objetivo é produzir restaurações invisíveis que proporcionem uma forma e função adequadas para alcançar a biocompatibilidade dos tecidos.

Este tratamento traz outra dimensão à medicina dentária restauradora - a de fornecer restaurações quase invisíveis. Para efeitos de clareza, o termo estética é utilizado no texto; no entanto, na prática comum, cosmética e estética são intercambiáveis, tal como a grafia opcional de estética.

Muitas vezes, os procedimentos dentários estéticos não são opcionais, mas sim necessários e restauradores. A preocupação do paciente com dentes curtos e lascados é normalmente um problema oclusal que deve ser abordado e gerido com o plano de tratamento de restauração. Outra preocupação comum dos pacientes é um sorriso manchado e descolorido; frequentemente, a descoloração deve-se a cáries ou à quebra de restaurações pré-existentes. A instrução sobre saúde oral e o aconselhamento dietético devem ser discutidos quando apropriado.

Alguns procedimentos dentários estéticos opcionais incluem o branqueamento de dentes, o fecho de diastemas, a correção de sorrisos gengivais e a modificação de dentes severamente descolorados por tetraciclina ou fluorose. Na prática dentária moderna, a tecnologia laser está rapidamente a tornar-se tão útil como a peça de mão de alta velocidade, e os procedimentos dentários podem ser realizados com métodos menos invasivos, uma consulta mais descontraída e menos desconforto pós-operatório. Os cirurgiões médicos experimentaram estes benefícios com os seus tratamentos durante décadas, e os dentistas podem realizar procedimentos de forma rotineira e previsível com a tecnologia laser.

Duas questões distintas parecem vitais para o sucesso na realização de dentisteria geral estética. A primeira é conseguir o isolamento adequado do local operatório, incluindo o isolamento da contaminação por humidade. Atingir este objetivo é muito mais fácil com a saúde gengival. No entanto, devido à natureza inerente à cárie dentária e à sua etiologia, o tecido mole mostra frequentemente sinais de doença (por exemplo, o tecido gengival adjacente a uma lesão cariosa pode sangrar facilmente). Este problema é controlado de forma simples com a tecnologia laser, selando os vasos sanguíneos e deixando o tecido saudável intacto; a remoção da cárie pode então prosseguir na mesma altura da consulta. Outros procedimentos, quando indicados, podem ser realizados na mesma consulta que o procedimento de restauração, oferecendo uma grande vantagem para o dentista e para o paciente. Estes procedimentos incluem a gengivectomia a laser, incluindo o alongamento da coroa, a criação de locais de pônticos ovados, a revelação de implantes e a obtenção de impressões, a escultura gengival e a gestão de tecidos durante os procedimentos de colagem. O segundo ponto para o sucesso cosmético é a preservação da maior quantidade possível de estrutura dentária natural, e os lasers de tecidos duros oferecem esta conservação e integridade estrutural. As margens supragengivais facilitam a higiene oral, e as cores naturais são mais facilmente imitadas quando o esmalte saudável permanece. As preparações tradicionais de G.V. Black já não são relevantes com a medicina dentária adesiva. Os paralelos entre os lasers e a medicina dentária estética são semelhantes quando se examinam os seus conceitos iniciais e o momento em que o seu desenvolvimento pôde ser aplicado clinicamente com sucesso. Esta relação é especialmente verdadeira na história da colagem à estrutura dentária. Há cerca de 40 anos, os investigadores descobriram o condicionamento e a adesão ao esmalte. Com materiais inadequados, encolhimento da polimerização e a incapacidade de aderir com sucesso à dentina, a popularidade da colagem foi diminuindo. No final da década de 1980 e início da década de 1990, registaram-se melhorias nos materiais e técnicas que permitiram ligações bem sucedidas e previsíveis não só ao esmalte, mas também, mais importante, à dentina. Apesar das falhas e armadilhas do desenvolvimento anterior, a colagem e a utilização do laser na medicina dentária clínica tornaram-se uma realidade bem sucedida nos últimos 15 anos. Existem essencialmente cinco tipos de lasers atualmente no arsenal para a prática dentária estética. Esta lista inclui os lasers de árgon, CO2, díodo, érbio e Nd: YAG pulsado.

Lasers de árgon

Estes comprimentos de onda emitem energia que é absorvida principalmente pela hemoglobina. Este atributo permite o corte de precisão, a vaporização, a hemostase e a coagulação do tecido vascular em modo de contacto ou sem contacto. A utilização do árgon na polimerização de restaurações de compósitos e cimentos de ligação ocorre a baixos níveis de potência (200-500 mW) na gama de 514 nm (parte azul do espetro eletromagnético da luz visível). Outra aplicação dos lasers de árgon neste comprimento de onda é a transiluminação dos dentes com o objetivo de detetar fracturas dentárias e lesões cariosas.

Lasers de dióxido de carbono

Os lasers de CO2 são utilizados principalmente para vaporização, corte e coagulação de tecidos moles, o que inclui a remoção grosseira de tecidos, frenectomias, gengivoplastias, gengivectomias e biópsias. Devido a limitações de potência e energia pulsada, estes lasers não são adequados para cortar osso e estrutura dentária.

Lasers de díodos

Existem dois comprimentos de onda diferentes produzidos pelos lasers de díodo cirúrgicos.
Um deles utiliza oarseneto de alumínio-gálio para emitir comprimentos de onda de aproximadamente 800 nm, e o outro utiliza oarseneto de índio-gálio para emitir energia luminosa de 980 nm. Estes

lasers são utilizados em modo de contacto para corte rápido, vaporização e redução bacteriana de tecido adjacente à estrutura dentária e utilizados em modo sem contacto para coagulação mais profunda.

Lasers de érbio
Os comprimentos de onda do laser de érbio são absorvidos pelos componentes do colagénio, da hidroxiapatite e da água, o que permite que os lasers cortem os tecidos moles, a estrutura dentária e o osso. Atualmente, existem dois tipos de laser de érbio em medicina dentária. O laser de érbio: ítrio-alumínio-garnet (Er: YAG) produz um comprimento de onda de 2940 nm que lhe permite cortar os dentes de forma fácil, rápida e precisa. O laser de érbio, crómio: ítrio-escândio-gálio-garnet (Er, Cr: YSGG) funciona com um comprimento de onda de 2790 nm e tem atributos cirúrgicos semelhantes aos do Er: YAG. Estes lasers podem ser utilizados nos modos de contacto e sem contacto. No modo sem contacto, o corte é semelhante a um bisturi, com muito pouca hemostase. No modo de contacto, existe a capacidade de esculpir tecidos moles, com hemostase adequada. Lasers Nd: YAG
Os lasers Nd: YAG pulsados de funcionamento livre nos Estados Unidos estão disponíveis apenas no comprimento de onda de 1064 nm. Têm a mesma utilização que os dispositivos de díodo e árgon; além disso, existem atualmente alguns lasers Nd: YAG pulsados que estão autorizados pela Food and Drug Administration para a remoção selectiva de cáries de primeiro grau, com pouca interação com o esmalte saudável circundante.[e6]

6. IMPLANTOLOGIA

O paralelo na expansão da implantologia dentária e da medicina dentária a laser na prática clínica é evidente. À medida que os defensores da medicina dentária a laser continuam a procurar novas formas de utilizar a tecnologia e à medida que mais profissionais se envolvem na implantologia dentária, é lógico ver a utilização simultânea de ambas as tecnologias na prática clínica.
As vantagens da utilização de lasers em implantologia dentária são as mesmas que para qualquer outro procedimento dentário em tecidos moles. Estas vantagens incluem o aumento da hemostase, danos mínimos no tecido circundante, redução do inchaço, redução da infeção e redução da dor no pós-operatório. Devido

Para além da hemostase proporcionada pelos lasers, existe a vantagem significativa de melhorar a visibilidade durante a cirurgia.
A crescente popularidade da família de lasers de érbio, com a sua capacidade de ablação de tecidos duros, aumentou o potencial da sua utilização para osteotomia e descontaminação de corpos de implantes infectados e doentes. No passado, a utilização de lasers em implantes dentários foi objeto de controvérsia. Cada comprimento de onda específico tem as suas próprias caraterísticas de absorção.
Walsh , Block et al , e Chu et al estudaram os efeitos deste comprimento de onda nos implantes. As questões específicas que foram estudadas foram a transmissão de calor para o osso a partir da superfície aquecida do implante, os efeitos deste comprimento de onda na superfície metálica, o potencial para pitting e fusão, e a porosidade da superfície do implante.
A energia do laser de CO_2, por outro lado, é reflectida para longe das superfícies metálicas. O facto de os implantes não absorverem a energia do laser de CO_2 é uma das principais vantagens deste

comprimento de onda. A utilização do comprimento de onda de CO_2 minimiza o risco de danos nos tecidos induzidos pela temperatura como resultado do laser na superfície do implante. É geralmente aceite que o limiar para as células ósseas permanecerem viáveis é um aumento da temperatura de 37° C (temperatura normal do corpo) para 47° C. Um artigo de Mouhyi et al demonstrou que um laser de CO_2 sobre uma superfície húmida de implante em modo pulsado a 8W (duração do impulso de 10 milissegundos, 20 Hz durante 5 segundos) induziu um aumento de temperatura inferior a 3OC, bem dentro da margem de segurança de 10OC de 37OC a 47OC. Também é de salientar que as propriedades hemostáticas do CO_2 são excelentes, o que constitui uma enorme vantagem para a sua utilização em tecidos moles. O facto de a energia do laser de CO_2 não alterar a superfície do implante, uma vez que é reflectida, também é vantajoso. No entanto, para procedimentos ósseos, o laser CO_2 não é o instrumento de eleição, uma vez que pode causar alterações térmicas no osso.

A família de lasers de érbio é semelhante ao comprimento de onda do CO_2 em alguns aspectos. A profundidade de penetração nos tecidos moles é mínima e a reflexão afasta-se da superfície do implante. Os lasers de érbio não têm uma capacidade hemostática tão significativa como o CO_2 ou o Nd: YAG. Utilizando o laser de érbio:ítrio-alumínio-granada (Er: YAG) com pontas de pequeno diâmetro e repetições de impulsos de 8 a 10 Hz sem pulverização de água, é possível efetuar a ablação da mucosa sem hemorragia. A ablação a seco com lasers Er: YAG produz cortes mais precisos na mucosa oral. É de salientar que, apesar das preocupações com o sobreaquecimento e as alterações da superfície durante a utilização do laser, a experiência dos últimos anos parece apoiar a ideia de que os riscos podem ser minimizados com uma técnica adequada e o controlo dos parâmetros do laser.

Todos os tipos de lasers podem ser utilizados para excisar ou vaporizar o tecido periodontal, conforme necessário, para expor os implantes dentários. Uma vantagem da utilização de lasers em implantologia é o facto de as impressões poderem ser obtidas imediatamente após a cirurgia de segunda fase, uma vez que existe pouca contaminação de sangue no campo devido ao efeito hemostático dos lasers. A contração dos tecidos após a cirurgia a laser também é mínima, o que garante que as margens dos tecidos permanecerão ao mesmo nível após a cicatrização, tal como imediatamente após a cirurgia. Além disso, a utilização do laser pode eliminar o trauma para o tecido da reflexão do retalho e da colocação da sutura (assumindo zonas adequadas de tecido queratinizado e o conhecimento do local onde o implante foi colocado). Uma das principais razões citadas pelos dentistas para a utilização de lasers durante a recuperação de implantes é o facto de haver menos dor pós-operatória, menos hemorragia e uma cicatrização mais rápida; no entanto, existe também a possibilidade de obliteração da gengiva aderente se esta tecnologia for utilizada em excesso. É importante manter e preservar a gengiva aderida à volta dos implantes sempre que possível. Esta prática é especialmente verdadeira no paciente parcialmente edêntulo, onde as mesmas bactérias residem no sulco do implante e nos sulcos dos dentes naturais. A flora é diferente nos pacientes totalmente desdentados, nos quais não existem sulcos, exceto aqueles à volta dos implantes. Embora exista uma ligação hemidesmesomal à volta do pilar do implante para criar uma vedação biológica, a gengiva aderente serve de barreira à exposição do corpo do implante devido à recessão ao longo do tempo, tal como acontece à volta dos dentes naturais. Se a gengiva aderente for violada durante o procedimento da segunda fase, pode ser necessário um enxerto ou um procedimento de reposicionamento de tecido mole para restaurar o tecido queratinizado à volta do pilar do implante.

Uma das utilizações mais interessantes dos lasers na implantologia dentária é a possibilidade de recuperar implantes doentes através da descontaminação das suas superfícies com energia laser. Foram efectuados vários estudos clínicos para analisar como, quando e se os lasers podem ser utilizados com êxito para ajudar nestas situações.

Os lasers de díodo foram utilizados num estudo realizado por Bach et al., que constatou uma melhoria

significativa na taxa de sobrevivência de 5 anos ao integrar a descontaminação por laser no protocolo de tratamento aprovado. Dortbudak et al verificaram que a utilização de terapia laser de baixa intensidade com um laser de díodo suave (690 nm) durante 60 segundos após a colocação de azul de toluidina O durante 1 minuto na superfície contaminada reduziu as contagens de bactérias num mínimo de 92%. Esta redução foi uma melhoria significativa, mas a eliminação completa das bactérias não foi conseguida com este comprimento de onda. O mesmo grupo conseguiu obter a eliminação completa das bactérias num estudo que utilizou o díodo de 905 nm (também um laser para tecidos moles) com azul de toluidina O em todos os tipos de superfícies de implantes (ou seja, maquinadas, pulverizadas por chama de plasma, gravadas e revestidas com hidroxiapatite).
Shibli et al encontraram uma correlação positiva na utilização de um laser de díodo e de azul de toluidina O na peri-implantite produzida experimentalmente em cães antes de procedimentos de regeneração de tecidos guiados. Os seus dados sobre várias superfícies de implantes sugerem que a fotossensibilização letal, através da utilização de azul de toluidina O para sensibilizar as membranas celulares à luz laser, pode ter potencial no tratamento da peri-implantite.
Os lasers CO_2 têm sido bem sucedidos na descontaminação de superfícies de implantes. Kato et al verificaram que este comprimento de onda não provocou alterações na superfície, aumento da temperatura, danos graves nas células do tecido conjuntivo localizadas fora do ponto de irradiação ou inibição da adesão das células à área irradiada. Concluíram que a irradiação com um feixe expandido pode ser útil na remoção de contaminantes bacterianos das superfícies dos implantes. Mouhyi et al verificaram que uma combinação de ácido cítrico, peróxido de hidrogénio e irradiação laser CO_2 parece ser eficaz para limpar e restabelecer a estrutura de óxido das superfícies de titânio contaminadas. A superfície de óxido de titânio, altamente biocompatível, é resistente à corrosão, o que contribui significativamente para a resistência da interface osso-implante durante a osseointegração. Um estudo efectuado em cães por Deppe et al concluiu que os defeitos peri-implantares podem ser tratados com êxito através da descontaminação com laser de CO_2 sem danificar os tecidos circundantes. Romanos conseguiu tratar com êxito 18 implantes doentes em 14 pacientes, utilizando desbridamento mecânico seguido de descontaminação da superfície do implante com o laser de CO_2 e subsequente enxerto dos defeitos ósseos com uma barreira reabsorvível.
O laser Er: YAG também foi proposto para a descontaminação da superfície de implantes dentários. Num artigo de Schwarz et al, verificou-se que este comprimento de onda é eficaz na remoção de cálculos subgengivais de implantes de titânio sem provocar danos térmicos. Kreisler et al, depois de avaliarem 72 blocos de titânio in vitro com três superfícies diferentes, concluíram que, mesmo com densidades de energia baixas, o laser Er: YAG tem um elevado potencial bactericida em superfícies de implantes comuns, não tendo sido detectadas alterações morfológicas na superfície do implante.
Os artigos anteriores contrastam com os resultados de um estudo sobre Nd: YAG efectuado por Block et al., que concluiu que este comprimento de onda não esterilizou os implantes dentários de titânio pulverizado com plasma ou de titânio revestido com hidroxiapatita pulverizado com plasma que foram utilizados no estudo. Além disso, foram observadas fusão, perda de porosidade e outras alterações da superfície em ambos os tipos de implantes, mesmo nas definições mais baixas. Kreisler et al efectuaram um estudo sobre vários comprimentos de onda, incluindo Nd: YAG, holmium:yttrium:aluminum- garnet (Ho:YAG), Er: YAG, CO_2 , e gallium-aluminum-arsenide para descontaminação da superfície do implante. Concluíram que os lasers Nd: YAG e Ho: YAG não são adequados para a descontaminação de superfícies de implantes dentários em qualquer potência. Com Er: YAG e CO_2 , a potência de saída deve ser limitada para evitar danos na superfície. O laser de arsenieto de gálio e alumínio parece não causar quaisquer alterações na superfície.
A utilização de um laser na prática clínica teria as mesmas vantagens na implantologia dentária. Um

paciente com potenciais problemas de hemorragia poderia ser tratado com um laser para proporcionar uma cirurgia essencialmente sem sangue no osso. Esta prática poderia ser particularmente útil na colocação de mini-implantes. Utilizando a técnica de autoadvance defendida por Balkin et al, pode ser efectuada uma pequena abertura no tecido mole e aproximadamente 3 mm no osso. Estes mini-implantes, com 1,8 mm de diâmetro e uma rosca auto-roscante, podem ser rodados lentamente e auto-avançados no osso esponjoso mole. Embora haja pouca preocupação na literatura sobre a possível contaminação do local da osteotomia pela utilização de brocas na cavidade oral, existe o benefício potencial de o laser esterilizar o osso à medida que penetra e cria um local de osteotomia. A prótese é estabilizada utilizando as cabeças esféricas em "O" que vêm nestes implantes. Também estão disponíveis outros acessórios.
Foi proposto por alguns clínicos que utilizam lasers que é possível criar todo o local da osteotomia para implantes de tamanho convencional. Embora possa ser possível numa base de caso individual, ainda não foi demonstrado que esta seria uma técnica superior a ser utilizada na prática quotidiana. Uma das caraterísticas da técnica de osseointegração é um ajuste passivo da prótese nos implantes. Foi proposto que uma das formas de obter uma verdadeira adaptação passiva é através da eliminação da técnica de moldagem. A expansão e contração durante a moldagem pode levar a um ajuste não passivo da prótese sobre implantes quando colocada sobre vários implantes. Para esse efeito, a proposta de soldadura a laser de componentes de titânio tem sido defendida e utilizada com algum sucesso misto. Iglesia e Moreno afirmaram que o objetivo da utilização de uma técnica de soldadura a laser Nd: YAG é permitir a utilização de titânio como o material mais adequado. Concluíram que, ao utilizar pilares maquinados de alta precisão e barras de titânio para ligar os pilares com uma máquina de soldadura a laser, foi conseguido um ajuste passivo. Bergendal e Palmqvist verificaram que havia uma tendência para mais fracturas dos dentes artificiais e da resina acrílica no grupo da estrutura soldada em titânio. Eles também acreditavam que um dos problemas era a curva de aprendizado dos técnicos e que, à medida que a familiaridade com o procedimento aumentava, as taxas de sucesso melhoravam. Num estudo recente, Jemt et al concluíram que, à exceção de uma pequena tendência para pequenas lascas nas facetas de porcelana, as estruturas de titânio soldadas a laser apresentavam um desempenho clínico global semelhante ao das estruturas convencionais fundidas em situações de próteses parciais fixas suportadas por implantes, após 5 anos. Reidy et al concluíram que a estrutura soldada a laser apresentava um ajuste mais preciso do que a moldagem de uma só peça. Finalmente, um estudo realizado por Ortorp et al concluiu que as estruturas fundidas tinham uma taxa de sucesso global mais elevada, mas os resultados do tratamento com estruturas de titânio estavam em conformidade com os resultados do grupo de controlo. A sua avaliação foi que as estruturas soldadas a laser eram uma alternativa viável na mandíbula desdentada.e4

Atualmente, está a ser colocado um grande número de implantes endósseos, normalmente com uma elevada taxa de sobrevivência. No entanto, num período de 5 anos, 0% a 14,4% dos implantes dentários apresentam reacções inflamatórias peri-implantares associadas a perda óssea da crista. Em geral, há uma escassez de dados sobre como gerir a peri-implantite. Para cessar a perda óssea causada pela periimplantite e conseguir a regeneração à volta dos implantes, é necessário proceder à descontaminação da superfície do implante, sendo que, idealmente, os contactos osso-implante devem ser aumentados e os implantes devem ficar reosseointegrados. Atualmente, não existem provas sobre a utilidade do tratamento anti-infecioso para prolongar a longevidade de um implante. Também não existem provas suficientes para apoiar qualquer estratégia de tratamento específica para a peri-implantite.
Foram recomendados vários tratamentos e foram comunicados vários métodos de descontaminação

de implantes. A regeneração óssea guiada tem sido utilizada para o tratamento de defeitos ósseos peri-implantares; no entanto, este procedimento tem uma previsibilidade limitada. Em geral, os defeitos ósseos peri-implantares são caracterizados por uma fraca capacidade de regeneração óssea adjacente às superfícies contaminadas dos implantes. Atualmente, não existem estudos clínicos ou séries de casos que documentem procedimentos regenerativos bem sucedidos em lesões ósseas peri-implantares. Para melhorar estes resultados, os investigadores sugeriram que seria necessário descontaminar as superfícies dos implantes afectados. Foi utilizada a irrigação subgengival com desinfectantes locais e foi empregue antibioterapia local com fibras de tetraciclina, mas nenhum dos tratamentos teve um efeito terapêutico conclusivo. A administração antimicrobiana sistémica de antibióticos foi utilizada no tratamento da peri-implantite; no entanto, os resultados foram limitados devido a estirpes resistentes de bactérias e a dosagens ineficazes dos medicamentos. Em contraste, foram relatados resultados encorajadores utilizando um laser de dióxido de carbono (CO_2) em cães como dispositivo de descontaminação para melhorar a reosseointegração.reabsorção do enxerto ao longo do tempo.

Os métodos não cirúrgicos para tratar a periimplantite incluem a instrumentação mecânica e a utilização de uma variedade de agentes antibacterianos. A utilização de curetas ou instrumentos ultra-sónicos no tratamento da peri-implantite tem sido criticada porque estes instrumentos podem danificar a superfície do implante.

Protocolos de tratamento alternativos com antibióticos para o tratamento da periimplantite não conduzem a um preenchimento ósseo suficiente ou, com grupos maiores de pacientes, têm abordado o tratamento cirúrgico dos defeitos ósseos periimplantares. No entanto, nenhum método de tratamento obteve resultados excelentes. Outros estudos recomendaram o posicionamento apical dos retalhos para um melhor controlo da placa bacteriana e o polimento das roscas dos implantes, especialmente quando estão presentes defeitos ósseos amplos. No entanto, estes métodos de tratamento estão associados a problemas cosméticos na zona estética. O ácido cítrico e o jato de areia, o jato de areia isolado ou a irrigação com clorexidina também têm sido recomendados. Estes métodos parecem ser tão eficazes como a utilização de curetas ou instrumentos ultra-sónicos para o tratamento de lesões peri-implantares, embora a descontaminação de implantes utilizando unidades de jato de areia possa estar associada a riscos como o enfisema.

Num estudo clínico realizado por Khoury e Buchmann, não foram encontradas diferenças quando o ácido cítrico e a antibioterapia sistémica foram utilizados para a descontaminação de implantes antes do enxerto ósseo com ou sem cobertura de membrana. Persson et al trataram defeitos ósseos periimplantares em animais com irrigação local de solução de cloreto de sódio (NaCl) em combinação com a administração sistémica de amoxicilina e metronidazol. Os implantes com superfície torneada (polida) apresentaram 22% de reosseointegração, enquanto os implantes jacteados com areia, de grão grande e gravados com ácido apresentaram 84% de reosseointegração.

As boas propriedades de coagulação do laser permitem uma excelente estabilização do coágulo em combinação com o enxerto em contacto estreito com a superfície do implante, o que é necessário para promover a reosseointegração.

A capacidade dos lasers para reduzir o desafio bacteriano à volta dos implantes foi previamente documentada. Vários estudos demonstraram uma redução significativa dos periodontopatógenos in vitro após a utilização de lasers de CO_2 . Um laser de díodo de 810 nm, um laser suave de ítrio-alumínio dopado com érbio combinado com terapia fotodinâmica também diminuiu os níveis bacterianos após a terapia com laser. As propriedades físicas da luz laser e as suas interações com os tecidos - tais como a reflexão, a dispersão, a transmissão e a absorção - explicam por que razão a superfície do implante pode ser descontaminada em todas as áreas, bem como no interior das roscas.

A luz, juntamente com os seus efeitos antibacterianos, pode ser absorvida pelo implante e pelos tecidos adjacentes circundantes ou pode ser reflectida pela superfície metálica, provocando um ligeiro aumento da temperatura dos tecidos.

O laser CO_2 não danifica a superfície do implante durante a irradiação em comparação com outros sistemas laser, como o Nd: YAG de neodímio, o Er: YAG ou o díodo de 810 nm, se forem utilizadas a potência e a frequência corretas. O laser CO_2 (modo contínuo ou pulsado) não modifica a superfície do implante na gama de potência de 2,0 a 6,0 watts. Atualmente, a única alternativa ao laser CO_2 parece ser um laser de díodo com um comprimento de onda de 980 nm, que também não causa alterações dramáticas durante a irradiação laser. Não existem dados relativos a outros sistemas de laser.

Também foi observado que a irradiação do implante não aumenta significativamente a temperatura do corpo do implante; por conseguinte, a atividade osteoblástica e a fixação dos tecidos moles podem não ser comprometidas. Kato et al observaram um ligeiro aumento da temperatura, que não influenciou negativamente a fixação de fibroblastos ou células osteoblásticas na superfície do implante. No que respeita ao impacto do laser no tecido circundante do implante, verifica-se uma diminuição da profundidade de penetração devido à absorção da radiação de CO_2 pelo elevado teor de água da mucosa. Vários

Os autores indicaram que os lasers de baixa intensidade e os lasers de alta intensidade são úteis para o tratamento de defeitos peri-implantares. A aplicação de azul de toluidina e a irradiação com um laser suave de díodo e um comprimento de onda de 905 nm durante 1 minuto causou uma redução significativa dos periodontopatógenos nos defeitos ósseos peri-implantares. No entanto, não existem dados histomorfométricos que demonstrem a formação de novo osso e a osteointegração após a utilização deste comprimento de onda de laser.

A utilização de um laser de CO_2 no tratamento da periimplantite merece ser considerada como uma modalidade de tratamento eficaz.

Parece haver pouco risco para o doente; no entanto, é necessária uma formação especial do cirurgião relativamente aos procedimentos de segurança e às interações entre o laser e os tecidos. Para além disso, devem ser considerados os custos da unidade de laser e o comprimento de onda. Para além da descontaminação de superfícies de implantes, o laser de CO_2 tem sido utilizado para cirurgia de tecidos moles, cirurgia nos tecidos periodontais ou tratamento endodôntico, pelo que tem várias aplicações clínicas numa clínica privada.[21]

O laser Nd: YAG pulsado é um dos lasers mais comuns utilizados para aplicações dentárias em tecidos moles. De facto, uma grande quantidade de literatura recomendou a utilização destes lasers em procedimentos como biópsias, frenectomias, desinfeção do canal radicular, gengivectomia e gengivoplastia, bem como no tratamento de periodontite e abcessos dentários (Miserendino 1990; Bahcall et al 1993a, 1993b; Keller 1999).

Em contrapartida, as informações sobre a potencial aplicação da irradiação com laser de Nd: YAG para o tratamento da peri-implantite e da falha do implante são limitadas e algo controversas. De facto, o elevado potencial bactericida da irradiação com laser de Nd: YAG nas superfícies dos implantes de titânio tem sido invariavelmente associado à ocorrência de vários efeitos secundários, incluindo alterações da superfície e fusão dos implantes (Block et al 1991, 1992; Chu et al 1992; Walsh 1992; Romanos et al 2000). Por outro lado, é sabido que a rugosidade da superfície intacta do implante é essencial para modular a migração dos osteoblastos a partir da interface implante/tecido, bem como para favorecer a fixação e proliferação dos osteoblastos, e que as alterações das propriedades da superfície comprometem seriamente o implante (Mustafa et al 2001). Neste contexto, fornecemos as primeiras provas experimentais de que a irradiação de implantes dentários de titânio

contaminados, com um laser Nd: YAG pulsado a uma potência média normal (1-1,4 W), é capaz de produzir efeitos bactericidas
ablação sem alterar as caraterísticas morfológicas dos implantes dentários. De facto, demonstrámos que a escolha de parâmetros laser adequados, nomeadamente a energia do impulso laser e a taxa de repetição, é de importância crucial para obter tais efeitos benéficos sobre o titânio
superfícies. Em particular, a irradiação laser com uma energia de impulso baixa (20 mJ), mesmo com uma taxa de repetição elevada (50 e 70 Hz), foi capaz de provocar uma redução significativa das bactérias, independentemente da espécie bacteriana
(aeróbio ou anaeróbio) utilizado, sem causar danos indevidos na superfície do implante de titânio. Verificámos também que a temperatura dos implantes de titânio não excedeu 301° C quando a irradiação com um laser Nd: YAG foi realizada com arrefecimento a ar, recomendando assim a utilização de
dispositivos de arrefecimento durante o tratamento a laser das superfícies dos implantes. Isto é particularmente importante para evitar a deterioração do tecido ósseo que rodeia o implante no decurso da terapia laser.

Os efeitos bactericidas desta irradiação foram também examinados em *E. coli* e em *A. actinomycetemcomitans* cultivados em suspensão e/ou subcultivados em meio de ágar para examinar a potencial utilização deste tratamento na eliminação de bactérias nos tecidos moles peri-implantares, incluindo edema, pus e infiltração de sangue. Curiosamente, verificámos que a combinação da luz laser com agentes fotossensibilizadores foi particularmente eficaz na redução do crescimento bacteriano nestas condições experimentais. Estes resultados são consistentes com as provas crescentes que sugerem que os agentes fotorreactivos, em particular o azul de toluidina e o azul de metileno, podem aumentar consideravelmente os efeitos fototóxicos do tratamento com laser devido à sua capacidade de se ligarem às células alvo e absorverem a luz laser (Haas et al 1997; Matevski et al 2003). Em particular, foi referido que estes agentes entram num estado excitado após a absorção da luz e libertam espécies reactivas de oxigénio (ROS) capazes de danificar as membranas celulares e o ADN (Wainwright 1998).

A eficácia da irradiação com laser Nd: YAG pulsado na descontaminação bacteriana de implantes dentários de titânio e, possivelmente, na diminuição de bactérias nos tecidos peri-implantares, expandindo assim as potenciais aplicações deste laser na prática clínica. De facto, selecionando os parâmetros de trabalho adequados, nomeadamente a baixa energia de pulso, independentemente das taxas de repetição utilizadas, o laser pode ser adequado, não só para a cirurgia dos tecidos moles, mas também para o tratamento da peri-implantite e da falha do implante.[65]

Os lasers dentários podem ser úteis na prática da implantologia dentária. O desafio para o profissional é o mesmo que para qualquer outra área da medicina dentária: saber quando, onde e qual o armamento a utilizar numa determinada situação. Nem todos os comprimentos de onda do laser dentário são necessariamente úteis para todas as situações de implantes dentários. Depois de os médicos conhecerem as caraterísticas dos comprimentos de onda disponíveis, a aplicação desta tecnologia à situação específica é certamente justificada. As superfícies e a geometria dos implantes dentários também podem afetar o sucesso dos lasers
numa tentativa de recuperar a saúde dos implantes em dificuldades. Um tratamento completo
É igualmente necessário o conhecimento destas caraterísticas dos implantes. À medida que a terapia dentária com laser continua a expandir-se para a prática dentária, os profissionais irão examinar a utilização de lasers em mais procedimentos, o que, por sua vez, dará um novo ímpeto à investigação nestes domínios, a fim de proporcionar mais e melhor terapia aos doentes dentários.[4]

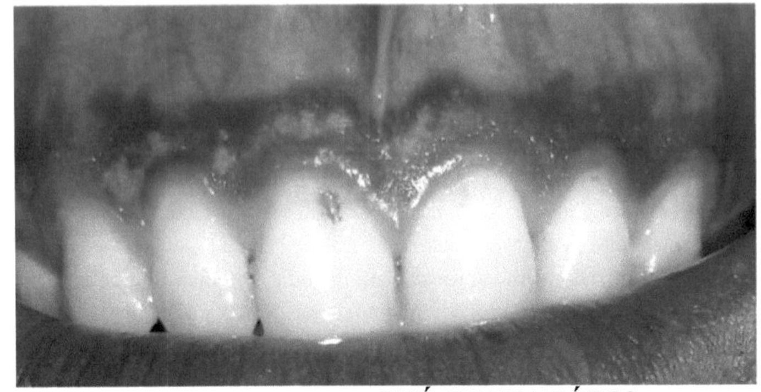

PRÉ-OPERATÓRIO

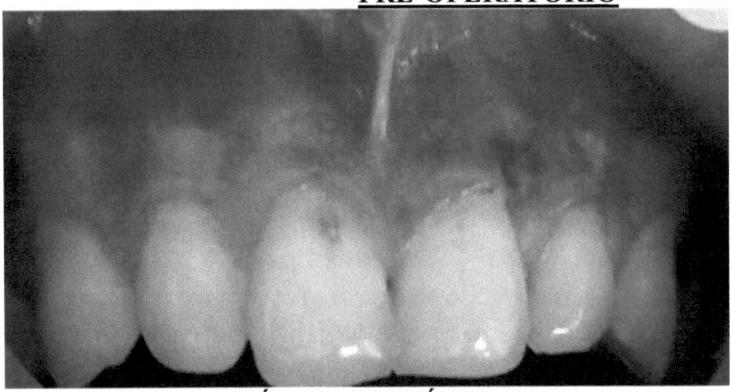

PÓS-OPERATÓRIO

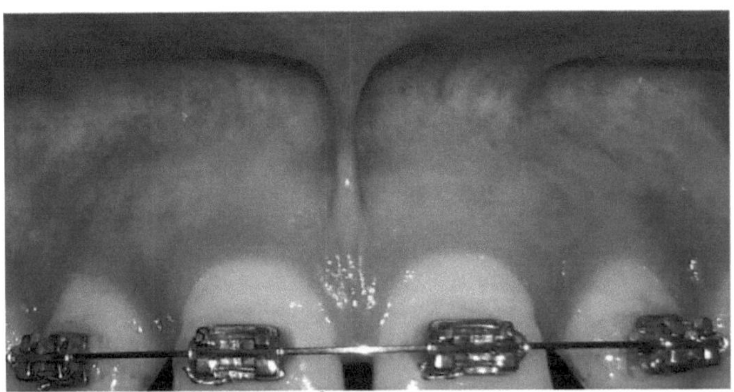

PRÉ-OPERATÓRIO

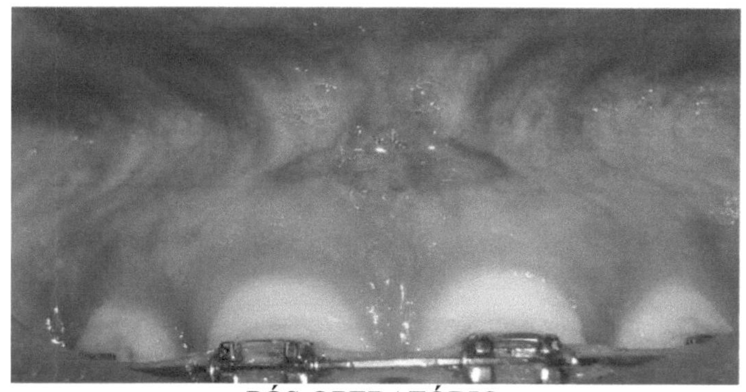

PÓS-OPERATÓRIO

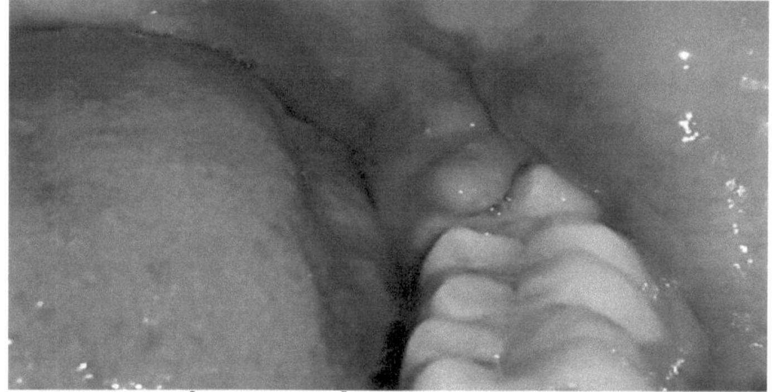

PRÉ-OPERATÓRIO

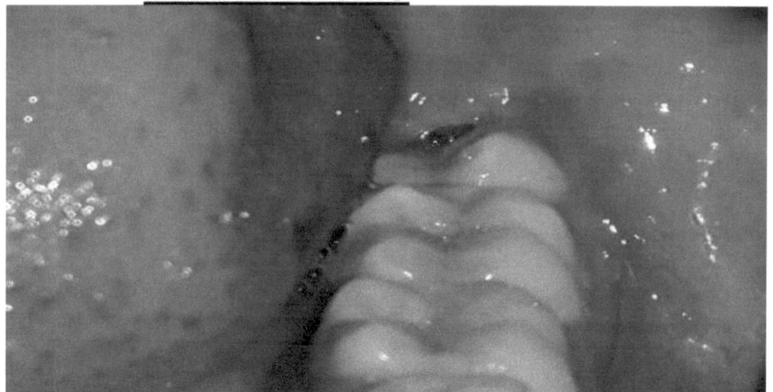

PÓS-OPERATÓRIO

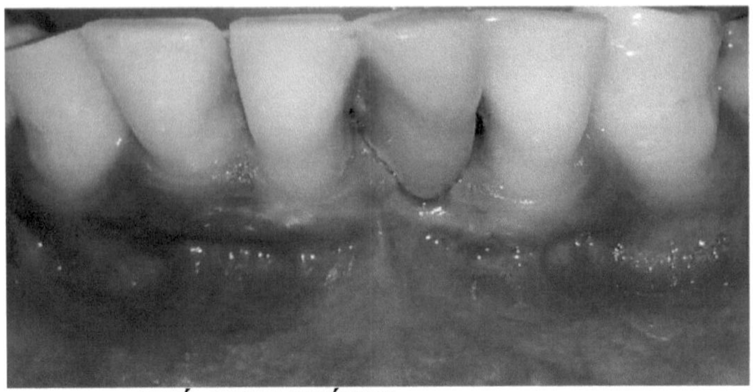

PRÉ-OPERATÓRIO

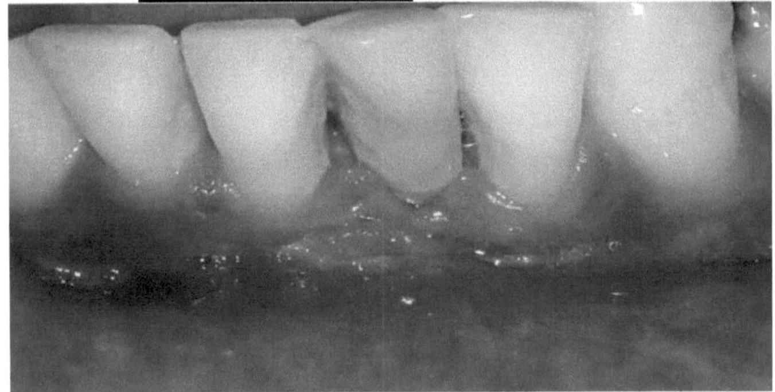

PÓS-OPERATÓRIO

SEGURANÇA DO LASER DENTÁRIO

A segurança é uma parte vital do tratamento dentário com um laser
instrumento. Abrange muitos tópicos, incluindo regulamentos e reconhecimento de perigos que afectam o dispositivo, o ambiente, a equipa cirúrgica e o tecido alvo do doente.
Existem três parâmetros para a segurança do laser:

(1) O processo de fabrico do instrumento
(2) Funcionamento correto do dispositivo, e
(3) A proteção pessoal da equipa cirúrgica e do doente. [12]

Todos os aparelhos laser têm instruções completas sobre a utilização segura da máquina. Existem determinadas regras básicas que todos os profissionais de laser devem conhecer; no entanto, a principal responsabilidade pelo funcionamento seguro e eficaz do laser é atribuída ao responsável pela segurança do laser, que fornece todas as informações necessárias, inspecciona e faz a manutenção do laser e dos seus acessórios e assegura que todos os procedimentos de segurança são cumpridos. Devem ser usados óculos de proteção adequados para o doente e para toda a equipa cirúrgica quando o laser está a funcionar, para que a energia reflectida não cause danos. O ambiente cirúrgico tem um sinal de aviso e acesso limitado. Deve ser utilizada uma sucção de grande volume para evacuar a pluma formada pela ablação dos tecidos e deve ser seguido o protocolo normal de infeção. O próprio laser tem de estar em boas condições de funcionamento, para que os dispositivos de proteção fabricados impeçam a exposição acidental ao laser.[10]

Agências reguladoras

Para além dos vários governos estaduais, os Estados Unidos têm quatro principais organizações que lidam com regulamentos relativos à segurança dos sistemas laser: o American National Standards Institute (ANSI); a Food and Drug Administration (FDA) e o seu gabinete de regulamentação, o Center for Devices and Radiological Health (CDRH); e a Occupational Safety and Health Administration (OSHA).

A FDA, através do CDRH, regula o fabricante do laser, assegurando o cumprimento da legislação relativa aos dispositivos médicos .

O fabricante de um laser deve provar a segurança e a eficácia desse dispositivo e desse procedimento dentário específico. Quando a segurança e a eficácia são demonstradas adequadamente, a autorização de comercialização é concedida apenas para esse dispositivo e procedimento. Depois de o CDRH conceder a autorização de comercialização [510 (k)] a um fabricante de laser, o dispositivo pode ser vendido nos Estados Unidos.

O CDRH também estabelece normas para produtos emissores de luz. No

Nos Estados Unidos, devem ser incluídas determinadas caraterísticas de segurança no fabrico de um dispositivo laser. Para estarem em conformidade, os fabricantes devem incluir um interrutor de bloqueio com chave, um indicador de emissão de laser, um conetor de interbloqueio remoto, uma caixa de proteção, encravamentos de segurança, localização dos controlos (painel de controlo), um visor de energia, um obturador de segurança, uma reinicialização manual, um tempo limite do sistema, um botão de paragem do laser, autodiagnóstico, uma gaiola de pedal, botões de ativação e desativação separados, rodízios bloqueáveis (para

para as máquinas com rodas), e pontas ou peças de mão e fibras esterilizáveis (para as máquinas com sistemas de entrega de fibra ótica).

É de notar que, embora a FDA seja uma organização cuja

A jurisdição dos Estados Unidos abrange os Estados Unidos, as suas normas e outros conceitos influenciam fortemente as agências reguladoras de outros países.

A OSHA regulamenta os locais de trabalho para a segurança dos trabalhadores. Um ambiente que

O consultório ou local de cirurgia tem de ter políticas escritas de procedimentos operacionais normalizados que tenham em conta os perigos do feixe de laser e dos não-feixes. O consultório ou o local da cirurgia deve ter políticas escritas dos procedimentos operacionais padrão que levem em conta os riscos do feixe de laser e os riscos não relacionados ao feixe. Os programas educativos sobre laser devem ser incluídos e devem estar disponíveis no local de prática. O manual de políticas deve ser analisado anualmente e revisto, se necessário, para estar em conformidade com as normas, procedimentos e instrumentos actuais.

A ANSI, uma organização de especialistas da indústria, fornece orientações para a utilização segura de lasers e sistemas laser, definindo medidas de controlo para todas as classificações de laser. As informações técnicas sobre medições, cálculos e efeitos biológicos com a utilização de lasers em instalações de cuidados de saúde estão incluídas na norma atual, Z176.1 e Z176.3.

A norma ANSI é uma excelente referência para os profissionais de medicina dentária e pode ser considerada "obrigatória" por qualquer pessoa que utilize ou considere utilizar lasers dentários. A ANSI também é responsável pela criação e definição do papel e das responsabilidades do responsável pela segurança dos lasers (LSO) na versão Z176.3 da norma ANSI. No entanto, devido à importância de ter as práticas de segurança implementadas, a posição do LSO também é abordada na versão Z176.1. Embora existam muitas normas de segurança para lasers que coexistem em todo o mundo, alguns requisitos podem diferir, especialmente no que diz respeito a sinais, símbolos e medidas de controlo. Qualquer pessoa que utilize um laser dentário deve, em primeiro lugar, consultar as agências reguladoras nacionais, estatais ou locais. Responsável pela segurança dos lasers O responsável pela segurança dos lasers é definido pelas normas mundiais como uma pessoa designada e formada que dirige as práticas de segurança dos lasers e assegura um ambiente seguro enquanto o laser está a ser utilizado. Um assistente dentário pode ser um LSO. São muitas as responsabilidades de um LSO; a maioria, se não todas, enquadra-se naturalmente na descrição das funções do assistente. É lamentável que esta pessoa possa traduzir a medicina dentária a laser, com os seus deveres recentemente adicionados, em trabalho extra. Em conversas com muitos clínicos, um tema recorrente é que gostariam que os seus auxiliares estivessem mais entusiasmados com a medicina dentária a laser, que se envolvessem mais e que estivessem entusiasmados em promover a tecnologia. A resposta simples é a formação. Cada profissional precisa de um LSO e o LSO precisa de formação/educação através de um programa de segurança acreditado. Quanto mais o assistente compreender os procedimentos clínicos, a ciência da física do laser e os benefícios para o doente, mais essa pessoa se torna um elemento da equipa. O resultado: menos resistência, mais assistência. O papel e o desempenho do LSO são vitais para a utilização segura de lasers em medicina dentária. Tem de estar presente um LSO designado durante qualquer procedimento que utilize um laser da classe IIIb ou da classe IV. Seguem-se as responsabilidades do LSO, não enumeradas por ordem de importância ou prioridade; além disso, estas responsabilidades são valorizadas de igual forma e são consideradas como o padrão de cuidados quando se utilizam lasers em medicina dentária. O LSO é o "guardião da chave".

Guardar a chave num local seguro permite que apenas pessoal autorizado e com formação possa utilizar o laser. Se as práticas de segurança não estiverem a ser seguidas, o LSO tem autoridade para encerrar o funcionamento do laser.

O LSO deve certificar-se de que o sinal de "laser em utilização" é afixado num local bem visível.

O sinal deve ser colocado numa área visível para limitar o acesso de outras pessoas à sala de tratamento. O sinal deve incluir o logótipo de perigo, indicar a luz laser visível ou invisível (ou seja, o comprimento de onda específico) e a classificação. Não é permitida a presença de ninguém nas proximidades do campo cirúrgico, a não ser que esteja autorizado e use os óculos de proteção específicos.

O LSO deve estar familiarizado com o manual do operador e com as normas de segurança procedimentos, incluindo as recomendações do fabricante para a manutenção, a documentação dessa manutenção e o mecanismo de comunicação de efeitos adversos. O LSO também supervisiona o inventário e mantém os consumíveis e acessórios para laser e é a pessoa responsável pela supervisão da educação e formação do pessoal. Recomenda-se vivamente a formação cruzada de todo o pessoal em caso de ausência, de modo a ter um LSO capaz de garantir um ambiente seguro em todas as circunstâncias. Este indivíduo também deve estar familiarizado com as organizações que têm diretrizes de segurança e deve aderir a essas diretrizes.

Há muitos pormenores práticos do papel de um LSO no cumprimento das medidas de controlo de segurança associadas a um instrumento específico. Estas responsabilidades abrangem a montagem e o funcionamento do sistema de entrega do laser. Em primeiro lugar, deve ser inspeccionada a integridade do sistema de entrega. O mecanismo de acoplamento na abertura do laser deve estar limpo e seguro; se não estiver, é provável que seja apresentada uma mensagem de erro no painel de controlo. Depois de o instrumento ser ligado e ter terminado o seu teste de autodiagnóstico, o laser ficará em modo de espera. Nesta altura, o LSO pode efetuar dois procedimentos: o primeiro é um teste de disparo e o segundo é uma verificação do corte.

Um fogo de ensaio verifica a integridade do sistema de entrega do laser e é realizado fora da boca do paciente e antes de qualquer cirurgia. Normalmente, os lasers de fibra são testados activando o feixe cirúrgico numa definição prescrita enquanto se bate levemente com a ponta da fibra numa superfície descartável, como um bloco de notas ou papel articulado. Os lasers de érbio e o laser de dióxido de carbono podem ser verificados de forma semelhante, utilizando um cotonete humedecido ou um abaixador de língua de madeira. A interação óbvia da luz laser com a superfície é uma indicação de que o sistema de distribuição está intacto e a funcionar corretamente. A ausência de interação indica uma configuração inadequada ou um sistema de aplicação defeituoso. Durante este procedimento, devem ser usados óculos de proteção laser adequados. O LSO deve inspecionar a extremidade da fibra nua ou a ponta de vidro antes de iniciar o procedimento. Uma fibra nua deve ter uma clivagem adequada e a ponta de vidro rígido deve estar plana. A inspeção pode ser concluída segurando a extremidade da fibra perpendicularmente e a uma distância de aproximadamente 0,6 cm (0,25 pol.) de uma superfície plana e simétrica. Com o feixe de mira ligado (mas sem ativar a energia laser), deve ser visto um círculo redondo vermelho ou branco sem caudas. Quaisquer irregularidades na forma deste feixe demonstram que a clivagem está defeituosa ou que a ponta está defeituosa e deve ser imediatamente recravada ou substituída para garantir a máxima energia e precisão.

Outro procedimento que tem de ser efectuado é uma verificação da calibração para determinar o desempenho da cavidade do laser e do sistema de distribuição. Alguns lasers têm uma porta de calibração na qual é inserida a extremidade de emissão (distal) do sistema de distribuição. A energia do laser é então activada e a transmissão da luz é verificada. Se o laser não possuir este sistema (o que não é comum em alguns dispositivos de fibra ótica), deve ser utilizado um medidor de potência. O LSO pode ativar o laser com uma definição de potência baixa, dirigir o feixe para a almofada de deteção do medidor, de acordo com as instruções do fabricante, e observar a leitura. Uma discrepância nas leituras de saída entre o visor do medidor de potência e o visor do painel de controlo do laser indica uma perda de eficiência. Se o laser tiver uma ponta de vidro rígida, deverá ser substituída por uma nova; se o laser tiver uma fibra nua, deverá ser recravada. A medição deve ser repetida. No caso de uma fibra nua, se continuarem a existir diferenças significativas nas leituras de potência, a fibra deve ser substituída. Problemas semelhantes com outros tipos de sistemas de distribuição exigirão a substituição dos componentes afectados. No caso dos lasers para tecidos duros, por exemplo, a peça de mão pode conter ópticas reflectoras que têm de ser mantidas limpas ou ficarão permanentemente danificadas e terão de ser substituídas. O LSO deve conhecer e compreender o objetivo do tratamento e as definições adequadas do painel de controlo para atingir esse objetivo Durante um procedimento com laser, as pontas ou a fibra podem ficar revestidas com quantidades moderadas de coágulo. Se a cirurgia continuar com este material no sistema de entrega, parte da energia do laser será absorvida pelo coágulo, ficando menos disponível para o tecido alvo. A eficiência, a precisão e a visibilidade diminuem. Quando esta situação é observada, o LSO deve certificar-se de que a extremidade da fibra é limpa, recalcada e reavaliada ou, em alguns casos, a ponta de vidro é substituída.

Para além de serem aplicadas todas as práticas de segurança durante a utilização do laser, deve estar sempre presente uma evacuação de grande volume para conter o fumo do laser e os odores desagradáveis. A evacuação de grande volume também actua como um agente de arrefecimento através da aspiração de ar no local da cirurgia. A pluma de laser pode conter muitos riscos biológicos e, para proteger o sistema respiratório, é necessário usar uma máscara cirúrgica. Para obter uma filtragem adequada para remover os componentes bacterianos e virais, como o VIH, o papilomavírus humano e o vírus da hepatite B, que podem ser encontrados no fumo, a máscara deve ter a capacidade de filtrar partículas tão pequenas como 0,1 lm .

Perigos de incêndio e explosão

Os riscos de incêndio associados aos lasers de classe IV assumem muitas formas. O procedimento correto para minimizar este tipo de problema deve incluir o seguinte:

- Utilizar apenas materiais húmidos ou retardadores de fogo no campo operatório.
- Utilizar apenas agentes anestésicos não combustíveis.
- Evitar anestésicos tópicos à base de álcool.
- Evitar gaze humedecida com álcool durante o disparo do laser.
- Proteger os tecidos adjacentes ao local da cirurgia.
- Conhecer a localização e o funcionamento do extintor de incêndio mais próximo.
- Armazenar materiais altamente combustíveis ou explosivos fora da zona de perigo nominal.

Cumpra a diretiva ANSI: "O óxido nitroso suporta a combustão e não deve ser utilizado. . durante a cirurgia a laser".

É de salientar que, no momento da redação deste documento, a norma Z176.3-1996 é o documento mais atual que a ANSI publicou. Como sempre, o leitor deve manter-se informado, obtendo futuras edições da Norma e todos os regulamentos relativos à utilização segura de lasers dentários.

Ligações e tráfego

Todos os lasers necessitam de um sistema de arrefecimento; alguns utilizam uma ventoinha interna e outros

utilizam uma ventoinha e um radiador com líquido de arrefecimento autónomo. Alguns lasers de classe IV requerem o fornecimento de uma fonte externa de água ou ar. Se for esse o caso, é imperativo que as linhas estejam corretamente ligadas e que esses utilitários estejam ligados antes de ligar o laser. Os cabos de alimentação eléctrica e o cabo do pedal também devem ser inspeccionados de cada vez para verificar se estão em condições seguras. O laser e os componentes de ligação associados devem ser mantidos fora da corrente principal do tráfego. Os sistemas de distribuição de fibra ótica podem necessitar de

atenção porque podem ter até 3 m de comprimento e, por conseguinte, podem

facilmente da porta de emissão para o chão. O LSO deve ter o cuidado de não permitir que os rodízios do equipamento rolem sobre a fibra, provocando a sua quebra ou danificando outras linhas de alimentação.

Proteção dos olhos

A sensibilização para o primeiro tipo de proteção ocular remonta a 1962: com o desenvolvimento do laser de rubi, percebeu-se que os lasers apresentavam riscos únicos e específicos para o olho humano. Os lasers produzem um feixe de luz intenso e altamente direcional que é absorvido até certo ponto se for direcionado, refletido ou focado num objeto.

O olho é um alvo crítico para as lesões provocadas por laser. O dentista, o assistente, o doente e outras pessoas que se encontrem dentro da zona de perigo nominal estão em risco devido à radiação direta e reflectida dos lasers da classe III e da classe IV. É essencial usar os óculos de proteção corretos quando se utilizam lasers dentários, porque os diferentes comprimentos de onda disponíveis podem e irão danificar rapidamente várias partes dos olhos desprotegidos.

Por exemplo, a córnea, constituída principalmente por água, absorve os

comprimentos de onda de emissão dos lasers de dióxido de carbono, erbium:yttrium-aluminum-garnet (Er: YAG), erbium,chromium:yttrium-scandium-gallium-garnet, e holmium: yttrium-aluminum-garnet. Nestes casos, a queimadura da córnea é o risco ocular reconhecido.

Os lasers de érbio e de hólmio também afectam o humor aquoso e vítreo desprotegido e o cristalino do olho, conduzindo a uma inflamação aquosa e contribuindo possivelmente para a formação de cataratas. Os danos na retina ocorrem principalmente com lasers que têm uma maior profundidade de penetração e são altamente absorvidos pelo pigmento. Estes lasers têm comprimentos de onda mais curtos e incluem o árgon, o hélio-néon, o díodo e o Nd: YAG. O efeito de focagem adicional da córnea e do cristalino concentra o feixe laser, o que significa que podem ocorrer danos na retina mesmo com um laser de potência muito baixa. De facto, a retina é aproximadamente 100.000 vezes mais vulnerável a lesões do que a pele dentro da gama de perigo da retina (emissão de comprimento de onda de 400-1400 nm). Os danos na retina induzidos por laser resultam normalmente numa perda irreversível da função visual.

Em geral, os óculos de proteção devem ter uma densidade ótica (DO) de pelo menos 4 para a emissão laser e o dispositivo específicos. Proteção dos olhos

No entanto, os fabricantes devem respeitar as normas das agências reguladoras ao calcularem o DO exato que fornece a quantidade correta de atenuação para a proteção do comprimento de onda específico em questão. Os óculos de proteção contra laser devem proteger as estruturas oculares do comprimento de onda específico em utilização e a informação sobre a proteção das lentes deve ser impressa nas armações dos óculos. A cor das lentes em si não é um indicador fiável da proteção contra o comprimento de onda ou do requisito OD. O LSO deve verificar sempre se todas as pessoas que se encontram na zona de risco estão a utilizar os óculos corretos antes de o laser ser ativado. Esta prática é especialmente importante se existirem vários instrumentos laser no consultório ou na clínica. Para ilustrar melhor, embora os lasers Nd: YAG a 1064 nm e os lasers de díodo a 830 nm tenham efeitos prejudiciais semelhantes na retina, existem óculos diferentes e específicos para cada um desses comprimentos de onda. Para além disso, o nome genérico do dispositivo laser pode incluir diferentes comprimentos de onda de emissão. Por outras palavras, se estiver a utilizar um laser de díodo, os óculos devem fornecer a proteção adequada para esse modelo específico, quer na gama de 800 nm, quer na gama de 980 nm. Os óculos concebidos para terem uma proteção adequada para um comprimento de onda podem ter uma proteção completamente inadequada para outro comprimento de onda.

Existem no mercado diferentes tipos e estilos de proteção ocular contra o laser. Alguns óculos têm agora lentes quase transparentes, por oposição às lentes escuras que podem ser mais difíceis de ver através delas. No entanto, todos os óculos devem ter protecções laterais para proteger os olhos da energia laser reflectida. Independentemente da proteção ocular, o profissional nunca deve olhar diretamente para o feixe de laser. A ativação do feixe laser em alturas diferentes do disparo de teste ou em direção ao tecido alvo pretendido não é segura e apresenta riscos reais de feixe direto ou refletido.

A distância nominal de perigo na saída máxima do feixe laser varia consoante o comprimento de onda, e essa distância é especificada no manual do operador do instrumento laser. O LSO deve ter conhecimento destes regulamentos. Esterilização e controlo de infecções A esterilização a vapor é o padrão de cuidados. As pequenas fibras ópticas flexíveis, as peças de mão ou as pontas têm de ser esterilizadas a vapor em bolsas de esterilização separadas após cada utilização. Devem ser mantidas na bolsa de esterilização até estarem prontas a utilizar. É essencial que, ao utilizar lasers de fibra ótica, a extremidade da porta (ligação) permaneça limpa e sem óleo. Por isso, nunca coloque a fibra num ciclo de esterilização ao lado de uma turbina de alta velocidade com lubrificante. Se um instrumento tiver sido usado para clivar ou recravar uma fibra durante ou após um procedimento, ele também deverá ser esterilizado a vapor. A caixa de proteção em torno do laser, incluindo o painel de controlo e o braço articulado (se aplicável), deve receber o método de descontaminação por desinfeção por pulverização/limpeza/desinfetante por pulverização, tal como o carrinho de dentista e as bancadas. Alguns componentes do sistema de entrega, como o cabo de fibra ótica de érbio de grande diâmetro, não foram concebidos para esterilização a vapor e têm de ser desinfectados desta forma.

Eventos adversos

A FDA tem em vigor um mecanismo de notificação de dispositivos médicos, através do qual os acontecimentos adversos podem ser registados e depois corrigidos. Um acontecimento adverso é definido como uma experiência grave e indesejável do doente que resulta de um instrumento ou produto médico comercializado de acordo com as normas estabelecidas na norma 510 (k). Estes acontecimentos incluem morte, lesões potencialmente fatais, incapacidade, hospitalização, intervenção necessária para evitar esses resultados e anomalia congénita possivelmente causada pela interação do instrumento ou produto durante a gravidez, resultando num defeito de nascença. Os problemas específicos dos dispositivos, como defeitos, segurança ou desempenho, também são notificáveis. Quando confrontado com um evento deste tipo, o médico deve tratar o doente e desligar o laser. Depois de garantir cuidados de emergência suficientes e um ambiente seguro, o médico deve contactar o fabricante, que comunicará o incidente. É evidente que o LSO deve supervisionar todo o cenário.

Manter-se informado e envolvido com as mais recentes informações, investigações e resultados de estudos específicos é uma das responsabilidades mais importantes do LSO. A literatura profissional demonstra repetidamente a segurança e o sucesso dos lasers dentários. Aoki et al compararam uma peça de mão convencional com um laser Er: YAG para a remoção de cáries in vitro. Estes investigadores concluíram que o laser proporcionava uma ablação eficaz da dentina cariada, com danos térmicos mínimos na dentina intacta circundante e um grau de vibração muito menor. Fife et al demonstraram que o laser Er: YAG com refrigerante de ar/água não aumentou as temperaturas pulpares de nenhum dos dentes e, de facto, diminuiu a temperatura da câmara pulpar até 5^0 C. Os efeitos térmicos indesejáveis, tais como fissuras ou carbonização da superfície, não foram observados com os lasers de érbio por Tokonabe et al. Lin et al. examinaram o laser de Nd: YAG pulsado e demonstraram que é igualmente ou mais eficaz na redução significativa e na inibição da recolonização de bactérias numa bolsa periodontal até 56 dias, a duração do estudo. Ao examinar as referências científicas sobre o uso do laser, é altamente recomendável ler todo o estudo, e não apenas a conclusão, porque algumas informações importantes podem ser esquecidas. Por exemplo, Kreisler et al investigaram o efeito da irradiação com laser de díodo na taxa de sobrevivência de culturas de células de fibroblastos gengivais. O objetivo deste estudo in vitro era avaliar os efeitos de um laser de díodo numa camada de monocélulas. As definições de potência foram de 0,5 a 2,5 W e foi utilizado um tempo de exposição de 60 a 240 segundos. A conclusão destes investigadores foi que o feixe de laser pode causar danos no tecido periodontal colateral se a definição de potência e a duração dos parâmetros de tratamento forem extremas. Um LSO que leia este artigo deve fazer perguntas sobre os parâmetros utilizados, tendo em conta que as definições de potência e o tempo de exposição dos tecidos são por vezes diferentes num contexto laboratorial. No entanto, em qualquer contexto cirúrgico, quando o LSO identifica danos no tecido alvo ou nos tecidos adjacentes ou quando alguma ou todas as práticas de segurança não estão a ser aplicadas, tem autoridade para suspender, restringir ou terminar o funcionamento do laser.

Os profissionais de medicina dentária que utilizam lasers são capazes de oferecer e prestar um tipo de medicina dentária diferente do convencional. Além disso, os pacientes gostam de consultórios com continuidade, profissionalismo, confiança e conhecimento dos protocolos de segurança e das técnicas mais recentes. Os lasers em medicina dentária oferecem uma precisão incrível, menos dor, uma cicatrização mais rápida e, claro, segurança.[12]

REFERÊNCIAS

1. Jeff Hecht. Inovações laser. SPIE Professional, outubro de 2009.
2. De Moore RJ e Delmeb K. Erbium Lasers and Adhesion to Tooth Structure. J Oral Laser Applications 2006;6:7-21.
3. Prasad SSV, Reddy RR e Agarwal N. Lasers em periodontia: Uma revisão Indian J Stomatol 2011;2:179-82.
4. Schwarz F, Aoki A, Becker J et al Aplicação de laser na terapia periodontal não cirúrgica: uma revisão sistemática.J Clin Periodontol 2008;35:29-44.
5. Matthews DC. Ver a luz - a verdade sobre os lasers de tecidos moles e a terapia periodontal não cirúrgica. J Can Dent Assoc 2010;76:1-5.
6. Acharya SS, Satyanarayana TS e Ramachandra P. "Lasers in dentistry-A review "Annals and Essences of Dentistry 2012;4:66-72.
7. Maiman TH. Radiação ótica estimulada em rubi. Nature 1960; 187: 493-4.
8. Coluzzi DJ .Fundamentals of dental lasers: science and instruments. Dent Clin N Am 2004; 48: 751-70.
9. Snitzer E. Ação de maser ótico do Nd^{+3} num vidro de coroa de bário. Phys Rev Lett 1961;7:444-6.
10. Goldman L, Hornby P, Meyer R et al Impacto do laser na cárie dentária. Nature 1964;203:417.
11. Catone GA e Alling CC. Aplicações de laser em cirurgia oral e maxilofacial. Filadélfia; WB Saunders; 1997.
12. Convissar RH. Lasers e amplificação de luz em medicina dentária. Dent Clin North Am 2000;44.
13. Ishikawa, Frame e Aoki A.Lasers in dentistry, revolution of dental treatment in the new millennium. Elsevier Science BV; 2003.
14. Pick PH, Pecaro BC e Silberman CJ. A gengivectomia a laser. A utilização do laser de CO_2 para a remoção da hiperplasia de fenitoína. J Periodontol 1985;56:492-4.
15. Myers TD. O que os lasers podem fazer pela medicina dentária e por si. Dent Manage 1989;29:26-8.
16. Ishikawa I e Sculean A. Laser dentistry in periodontics. Quintessence Publishing Co., 2007: 115-28.
17. Ishikawa I, Aoki A e Takasaki AA. Aplicação clínica do laser erbium:YAG em periodontologia. J Int Acad Periodontol 2008: 10: 22-30.
18. Mercer C. Lasers em medicina dentária: uma revisão Parte 1. Dent Update 1996;23:74-80.
19. Dederish DN. Interação do laser com o tecido: o que acontece à luz laser quando atinge o tecido? JADA 1993; 124:57-61.
20. Dedrich DN e Bushick RD. Lasers em medicina dentária, separando a ciência da propaganda. JADA 2004; 135:204-12.
21. Einstein A. Zur Quantum Theorie Der Stralung. Verk Deutsch Phys Ges. 1916;18:318.
22. Sliney DH e Trokel SL. Medical lasers and their safe use. New York: SpringerVerlag; 1993.
23. White JM. Diretrizes curriculares e normas para o ensino do laser dentário. SPIE 1998;3593:110-22.
24. A enciclopédia eletrónica da Columbia. New York: Columbia University Press; 2003.
25. Piccione PJ. Segurança do laser dentário. Dent Clin N Am 2004; 48:795-807.
26. White JM, Goodis HE, Kudler JJ, Tran KT. Efeitos do laser térmico nos tecidos moles intra-orais, dentes e osso in vitro. Terceiro Congresso Internacional de Lasers em Medicina

Dentária. Salt Lake City: Universidade de Utah; 1992.

27. Frank F. Laser light and tissue biophysical aspects of medical laser application (Luz laser e aspectos biofísicos dos tecidos na aplicação de laser médico). SPIE Lasers Med 1989;1353:37-45.
28. Folwaczny M, Heym R, Mehl A, Hickel R. Deteção de cálculos subgengivais com fluorescência induzida por radiação laser de díodo InGaAsP de 655 nm. J Periodontol 2002;73:597-60l.
29. Krause F, Braun A e Frentzen M. A possibilidade de detetar cálculos subgengivais por fluorescência laser in vitro. Lasers Med Sci 2003;18:32-5.
30. Parker S. Lasers e tecidos moles: terapia periodontal. BDJ 2007; 202:309-15.
31. Harris DM e Yessik M. NdYAG melhor do que díodo. Lasers Surg Med 2004; 35:206-13.
32. Grassi RF et al Efeito antibacteriano do laser de Nd: YAG na descontaminação de bolsas periodontais: um estudo in vivo. Minerva Stomatol 2004; 53:355-9.
33. Moritz A et al Tratamento de bolsas periodontais com um laser de díodo. Laser Surg Med 1998; 22: 302-11.
34. Coffelt DW, Cobb CM, MacNeill S ,Rapley JW, Killoy WJ. Determinação do limiar da densidade de energia para a ablação de bactérias por laser. Um estudo in vitro. J Clin Periodontol 1997; 24:1-7.
35. Miyazaki A et al. Efeitos do tratamento com laser Nd: YAG e CO_2 e da raspagem ultra-sónica nas bolsas periodontais de pacientes com periodontite crónica. J Periodontol 2003;74:175-80.
36. Noguchi T, Sanaoka A, Fukuda M et al,Suziki S,Aoki T .Efeitos combinados da irradiação laser Nd: YAG com aplicação local de antibiótico nas bolsas periodontais. J Int Acad Periodontol 2005 Jan;7:8-15.
37. Bornstein E. Método e dosimetria para a termólise e remoção de biofilme na bolsa periodontal com lasers de díodo no infravermelho próximo: um relato de caso. Dent Today 2005;24:60 ,62:64-70.
38. Ben Hatit Y, Blum R, Severin G, Maquin M, Jabro MH. Os efeitos de um laser Nd: YAG pulsado na flora bacteriana subgengival e no cemento: um estudo in vivo. J Glin Laser Med Surg 1996;14:137-43.
39. Sarkar S e Wilson M. Lethal photosensitization of bacteria in subgingival plaque from patients with chronic periodontitis. J Periodontal Res 1993;28:204-10.
40. Komerik N, Nakanishi H, MacRobert AJ, Henderson B, Speight P, Wilson M. In vivo killing of Porphyromonas gingivalis by toluidine blue-mediated photosensitization in an animal model. Antimicrob Agents Chemother 2003:47:932-40.
41. Konig K, Teschke M, Sigusch B, Glockman E, Eick S, Pfister W. A luz vermelha mata as bactérias por ação fotodinâmica. Cell Mol Biol 2000:46:1297-1303.
42. White JM, Goodis HE e Cohen JN. Redução bacteriana de dentina contaminada por laser Nd: YAG.J Dent Res1991:70:412.
43. Ando Y, Aoki A, Watanabe H, Ishikawa I. Efeito bactericida do laser YAG de érbio em bactérias periodontopáticas. Lasers Surg Med 1996:19:190-200.
44. Yamaguchi H et al Efeitos da irradiação de um laser Erbium: YAG nas superfícies radiculares. J Periodontol 1997:68:1151-55.
45. Schwarz F, Sculean A. Georg T,Reich E. Tratamento periodontal com um laser Er: YAG comparado com a destartarização e alisamento radicular, um estudo clínico controlado.J Periodontol 2001:72:561-67.
46. Folwaczny M, Mehl A. Aggstaller H,Hickel R. Efeitos antimicrobianos da radiação laser

Er;YAG de microns nas superfícies radiculares: um estudo in vitro .J Clin Periodontol 2002:29:73-8.
47. Liu CM, Hou LT, Wong MY. Lan WH. Comparação entre o laser Nd: YAG e a destartarização e alisamento radicular na terapia periodontal. J Periodontol 1999;70:1276-82.
48. Folwaczy M, Aggstaller H, Mehl A,Hickel R. Remoção de endotoxina bacteriana da superfície radicular com laser Er: YAG. Am J Dent 2003;16:5.
49. Kreisler M et al Efeito bactericida do laser Er: YAG em superfícies de implantes dentários: um estudo in vitro. J Periodontol 2002;73:1292-98.
50. Gaspirc B e Skaleric U. Morfologia, estrutura química e processos de difusão da superfície radicular após irradiação com laser Er: YAG e Nd: YAG. J Clin Periodontol 2001;28:508-16.
51. Badersten A, Niveus R & Egelberg J. 4-year observations of basic periodontal therapy. Journal of Clinical Periodontology 1987;14: 438-44.
52. Ramfjord SP et al 4 modalidades de tratamento periodontal comparadas ao longo de 5 anos. Journal of Clinical Periodontology 1987;14:445-52.
53. Kinersly T, Jarabak JP, Phatak NM, Dement J. Efeitos do laser nos tecidos e materiais relacionados com a medicina dentária. J Am Dent Assoc 1965;70: 593-600.
54. Frentzen M, Braun A e Aniol D. Raspagem com laser Er: YAG de superfícies radiculares doentes. J Periodontol 2002:73:524-30.
55. Rossmann JA, Gottlieb S, Koudelka BM, McQuade MJ. Efeitos da irradiação do laser de CO2 na gengiva. J Periodontol 1987: 58:423-25.
56. Keller U, Maier A, Paulus R. Fluoreszenspektroskopische Kontrolle von Wurzeloberfla'chen nach Reinigung mit dem Er: YAG-Laser .Dtsch Zahnarztl Z 2001;56:481-484.
57. Schwarz F, Sculean A, Berakdar ,Szathmari L, Georg T, Becker J. Efeitos in vivo e in vitro de um laser Er: YAG, de um laser de díodo GaAlAs e da destartarização e alisamento radicular em superfícies radiculares periodontalmente doentes. Um estudo histológico comparativo. Lasers Surg Med 2003;32: 359-66.
58. Aoki A, Sasaki KM,Watanbe H & Ishikawa I .Lasers na terapia periodontal não cirúrgica. Periodontologia 2000 2004:59-97.
59. Hibst R, Keller U e Steiner R. O efeito da radiação laser Er: YAG pulsada nos tecidos dentários. Laser Med Surg 1988; 4:163-65.
60. Hibst R e Keller U. Estudos experimentais da aplicação do laser Er: YAG em substâncias duras dentárias. I. Medição da taxa de ablação. Lasers Surg Med 1989;9:338-44.
61. Aoki A, Ando Y, Watanabe H,Ishikawa I.Estudos in vitro sobre a descamação a laser de cálculos subgengivais com um laser erbium: YAG. J Periodontol 1994;65:1097-1106.
62. Keller U e Hibst R. Remoção experimental de cálculos subgengivais com um laser Er: YAG. Proc SPIE 1995;2623:189-98.
63. Rechmann P, Hennig T e Reichart P. Tratamento periodontal com o laser de alexandrite de dupla frequência em cães. Proc SPIE 2000; 3910:35-41.
64. Aoki A et al Avaliação in vitro da destartarização a laser Er: YAG do cálculo subgengival em comparação com a destartarização ultra-sónica. J Periodontal Res. 2000 Oct; 35:266-77.
65. Ishikawa I, Aoki A e Takasaki A. A. Potenciais aplicações do laser de Erbium: YAG laser em periodontia. Journal of Periodontal Research 2004;39:275-85.
66. Aoki A, Ando Y,Watanabe H,Ishikawa I. Estudos in vitro sobre a descamação a laser do cálculo subgengival com um laser erbium: YAG. Journal of Periodontology 2004;65:1097-1106.
67. Schwarz F, Bieling K, Venghaus S, Sculean A, Jepsen S, Becker J.Influência da radiação laser

Er: YAG controlada por fluorescência, do sistema Vetor e de instrumentos manuais em superfícies radiculares periodontalmente doentes in vivo. Journal of Clinical Periodontology 2006;33:200-8.

68. Fujii T, Baehni PC, Kawai O, Kawakami T, Matsuda K, Kowashi Y.Estudo microscópico eletrónico de varrimento dos efeitos do laser Er: YAG no cemento radicular. Journal of Periodontology 1998 ;69:1283-90.

69. Eberhard J, Ehlers H, Falk W, Acil Y, Albers HK, Jepsen S.Eficácia da remoção do cálculo subgengival com laser Er: YAG em comparação com o desbridamento mecânico: um estudo in situ. Journal of Clinical Periodontology 2003;30: 511-18.

70. Spencer P, Cobb CM, McCollum MH,Wieliczka DM.Os efeitos do laser de CO2 e do Nd: YAG com e sem revestimento da superfície água/ar na estrutura da raiz do dente: correlação entre a espetroscopia FTIR e a histologia. J Periodontal Res 1996;31:453-62.

71. Cobb CM. Lasers em periodontia: uso e abuso. Gompend Contin Educ
Aoki A, Miura M, Akiyama F et al Avaliação in vitro da destartarização a laser Er: YAG do cálculo subgengival em comparação com a destartarização ultra-sónica. J Periodontal Res 2000; 35: 266-77.

72. Aoki A, Ohno J, Yoshino T, Bando K, Oda S, Watanabe H, Ishikawa I. Avaliação da irradiação inadvertida do laser Er: YAG em tecidos moles. In: Antypas G, editor. International Laser Congress Bologna: Monduzzi Editore;1996: 267-71.

73. Aoki A et al Periodontal soft tissue management with a high pulse rate Er: YAG laser. Elsevier Science; 2003: 367-69.

74. Aoki A et al Estudo comparativo do laser Er: YAG e broca rotativa para ablação óssea: SEM e exames histológicos a longo prazo. Elsevier Science, 2003: 389-391. Dent 1997;13:847-852, 854-5. 858-59:

75. Tucker D, Cobb CM, Rapley JW, Killoy WJ. Alterações morfológicas após o tratamento in vitro com laser de CO2 de superfícies radiculares cobertas de cálculo. Lasers Surg Med 1996; 18: 15056.

76. Gopin BW, Cobb CM, Rapley JW, Killoy WJ. Avaliação histológica da ligação dos tecidos moles às superfícies radiculares tratadas com laser de CO2: Um estudo in vitro. Int J Periodontics Restorative Dent 1997; 17: 317-25.

77. Schwarz F, Putz N, Georg T, Reich E. Effect of an Er: YAG laser on periodontally involved root surfaces: an in vivo and in vitro SEM comparison. Lasers Surg Med 2001; 29: 328-35.

78. Rechmann P e Henning T. Ablação selectiva de cálculos sub e supragengivais com um laser de Alexandrite de dupla frequência. Proc SPIE 1995; 2394: 203-10.

79. Rechmann P e Henning T. Investigações SEM da superfície do cemento após irradiação com um laser de alexandrite de frequência dupla. Proc SPIE 1996; 2672: 176-80.

80. Frentzen M, Koort HJ e Thiensiri I. Excimer lasers em medicina dentária: possibilidades futuras com tecnologia avançada. Quintessence Int 1992; 23: 117-33.

81. Folwaczny M, Mehl A, Haffner C, Hickel R. Remoção de substâncias em dentes com e sem cálculo utilizando a radiação do excimer laser XeCl de 308 nm. Uma investigação in vitro. J Clin Periodontol 1999; 26: 306-12.

82. Thomas D, Rapley J,Cobb C,Spencer P, Killoy W. Efeitos do laser Nd: YAG e de tratamentos combinados na fixação in vitro de fibroblastos às superfícies radiculares. J Clin Periodontol 1994;21:38-44.

83. Yamaguchi H, Kobayashi K, Reiko O. Efeitos da irradiação de um laser erbium:YAG nas superfícies radiculares. J Periodontol 1997;68:1151-55.

84. Israel M, Cobb CM, Rossmann JA, Spencer P. Os efeitos dos lasers de CO_2, Nd: YAG e Er: YAG com e sem refrigerante de superfície nas superfícies das raízes dos dentes: Um estudo in vitro. J Clin Periodontol 1997;24:595-602.
85. Harper PR e Midda M. Nd: YAG laser treatment of dentinal hypersensitivity (Tratamento da hipersensibilidade dentinária com laser Nd: YAG). Br Dent J 1992;172:13-16.
86. Stock K, Hibst R e Keller U. Er: YAG removal of subgingival calculi: efficiency, temperature and surface quality. Proc SPIE 1996: 2922: 98-106.
87. Keller U e Hibst R. Morfologia das superfícies radiculares tratadas com laser Er: YAG. Proc SPIE 1997: 3192: 24-31.
88. Folwaczny M, Mehl A, Haffner C, Benz C, Hickel R. Remoção da substância radicular com radiação laser Er: YAG em diferentes parâmetros, utilizando um novo sistema de distribuição. J Periodontol 2000: 71: 147-155.
89. Aoki A et al Avaliação in vitro da destartarização a laser Er: YAG do cálculo subgengival em comparação com a destartarização ultra-sónica. J Periodontal Res 2000:35: 266-277.
90. Schwarz F, Putz N, Georg T, Reich E. Effect of an Er: YAG laser on periodontally involved root surfaces: an in vivo and in vitro SEM comparison. Lasers Surg Med 2001;29:328-335.
91. Tewfik HM, Garnick JJ, Schuster GS, Sharawy MM. Alterações estruturais e funcionais da superfície do cemento após exposição a um laser Nd: YAG modificado. J Periodontol 1994 ;65:297-302.
92. Spencer P, Cobb CM, Wieliczka DM, Glaros AG, Morris PJ. Alteração da temperatura do osso subjacente durante a ablação a laser de tecidos moles. J Periodontol1998;69:1278-82.
93. Kreisler M et al Effect of diode laser irradiation on the attachment rate of periodontal ligament cells: an in vitro study.J Periodontol 2001;72:1312-1317.
94. Kreisler M et alEfeito da irradiação com laser de díodo nas superfícies radiculares in vitro. J Clin Laser Med Surg 2002;20: 63-69.
95. Kreisler M, Al-Haj H, DHoedt B. Alterações da temperatura intrapulpar durante a irradiação da superfície radicular com um laser GaAlAs de 809 nm. Oral Surg Oral Med Oral Pathol Oral Radiol Endod 2002;93:730-735.
96. Hibst R e Paulus R. Uma nova abordagem à espetroscopia de fluorescência para a deteção de cáries. Proc SPIE 1999;3593: 141-147.
97. Misra V, Mehrotra KK, Dixit J, Maitra SC. Efeito de um laser de dióxido de carbono em superfícies radiculares periodontalmente afectadas. J Periodontol 1999; 70:1046-1052.
98. Barone A, Covani U, Crepsi R, Romanos GE. Alterações morfológicas da superfície radicular após irradiação com laser de CO_2 focado versus desfocado: uma análise de microscopia eletrónica de varrimento. J Periodontol 2002;73: 370-373.
99. Crespi R, Barone A, Covani U, Ciaglia RN, Romanos GE. Efeitos do tratamento com laser de CO2 na fixação de fibroblastos a Lasers em superfícies radiculares de terapia periodontal não cirúrgica. Uma análise de microscopia eletrónica de varrimento. J Periodontol 2002;73:1308-12.
100. White JM, Fagan MC, Goodis HE. Temperaturas intrapulpares durante o tratamento da dentina com laser Nd: YAG pulsado, in vitro. J Periodontol 1994; 65:255-259.
101. Mizutani K et al Periodontal tissue healing following flap surgery using an Er: YAG laser in dogs. Lasers Surg Med 2006;38: 314-324.
102. Rechmann P.Dental laser research: selective ablation of caries, calculus, and microbial plaque: from the idea to the first in vivo investigation. Dent Clin North Am 2004;48:1077-1104
103. Convissar RA.The biologic rationale for the use of lasers in dentistry.Dent Clin N Am

2004;48:771-794.

104. Sasaki KM, Aoki A, Ichinose S, Ishikawa I. Análise ultra-estrutural do tecido ósseo irradiado pelo laser Er: YAG. Lasers Surg Med 2002;31:322-332.

105. Sasaki KM, Aoki A, Ichinose S, Yoshino T, Yamada S, Ishikawa I. Análise por microscopia eletrónica de varrimento e espetroscopia de infravermelhos com transformada de Fourier da remoção óssea com lasers de Er: YAG e CO_2.J Periodontol 2002; 73: 643-652.

106. World Wide Web. Food and Drug Administration. 510(k) Resumo das informações sobre segurança e eficácia: Waterlase Millenium, sistema hidrocinético de corte de tecidos. Disponível em: http://www.fda.gov/cdrh/ pdf/k013908.pdf. Acedido em maio de 2014.

107. Eversole LF, Rizoiu IM. Investigações preliminares sobre a utilidade de um laser de erbium, crómio YSGG. J Calif J Periodontal 2002;23:41-47.

108. Allen EP. Uso e abuso de lasers em periodontia. J Esthet Restor Dent 2005;17:329-31.

109. Nagasawa A et al Aplicações clínicas de LLLT em cirurgia dentária e oral na clínica urawa. Laser Therapy. Int J Low Level Laser Therapy 1991;3:119-121.

110. Jovanovic G, Buric N, Kesic Lj. Efeitos do laser suave na terapia da dor após a ressecção da raiz. J Oral Laser Applic 2003;3:83-86.

111. Quadri T, Miranda L, Tuner J, Gustafsson A. Os efeitos a curto prazo dos lasers de baixa intensidade como terapia adjuvante no tratamento da inflamação periodontal. J Clin Periodontol 2005;32:714-719.

112. Dortbudak O, Haas R, Mailath-Pokorny G. Bioestimulação de células da medula óssea com um laser de díodo suave. Clin Oral Implants Res 2000;11:540-545.

113. Trelles MA, Mayoyo E. A fratura óssea consolida-se mais rapidamente com o laser de baixa potência. Laser Surg Med 1987;7:39-45.

114. Asanami S, Shiba H, Ohtaishi M, Okada Y, Ohsaka F, Tanaka Y. O efeito ativador da irradiação laser HeNe de baixa energia incidente em implantes de hidroxiapatite no osso mandibular de coelho. Laser Therapy 1993;5:29-32.

115. Ozawa Y. Stimulatory effects of low-power laser irradiation on bone formation in vitro. SPIE Proceedings Series Washington 1995;1984:281-288.

116. Takeshita F, Ayukawa Y, Iyama S, Suetsugu T, Oishi M. Comparação histológica da cicatrização precoce de feridas após enxerto de grânulos de hidroxiapatite densa e colocação de barreira em defeitos ósseos criados cirurgicamente, adjacentes a implantes. J Periodontol 1997;68:924- 932.

117. Denissen HW, Kalk W, Veldhuis Aah, Hoof van den A. Estudo de onze anos de implantes de hidroxiapatite. J Prosthet Dent 1989; 61:706-712.

118. Ignjatovic N, Ninkov P, Ajdukovic Z, Konstantinovic V, Uskokovic D. Biocompósito bifásico de fosfato de cálcio/poli(DL-lactide-co-glycolide) como enchimento e blocos para reparação de tecido ósseo. Fórum de Ciência dos Materiais 2005;494:519-524.

119. Silva Junior AN, Pinheiro ALB, Oliveira MG, Weismann R, Ramalho LM, Nicolau RA. Avaliação morfométrica computadorizada do efeito da laserterapia de baixa intensidade na reparação óssea: um estudo experimental em animais. J Clin Laser Med Surg 2002;20:83-87.

120. Pinheiro ALB, Limeira Junior FA, Gerbi MEM, Ramalho LMP, Marzola C, Ponzi EAC. Efeito da terapia laser de baixa intensidade no reparo de defeitos ósseos enxertados com osso bovino inorgânico. Brazilian Dent J 2003;14:1-7.

121. Montaser M, Devlin H, Dickinson MR, Sloan P, Lloyd RE. Osseointegração de implantes de titânio metálico em osso preparado com laser de érbio-YAG. Implant Dent. 1999;8:79-85.

122. Lizarellia RFJ, Govoneb AB, Pelinoc JE, Bagnatod VS. Ablação de tecido ósseo bovino com

laser de Er: YAG: Avaliação morfológica e taxa de ablação J Oral Laser Applications 2007; 7:167-174

123. Lewandrowski KU, Lorente C, Schomacker KT, Flotte TJ, Wilkes JW, Deutsch TF. Utilização do laser Er: YAG para melhorar o revestimento em cirurgia maxilofacial: Comparação da cicatrização óssea em osteotomias com laser e broca. Lasers Surg Med 1996;19:40-45.
124. Montaser MA, Devlin H, Sloan P, Dickinson MR. Padrão de cicatrização do osso calvarial no rato após a aplicação do laser erbium-YAG. Lasers Surg Med 1997; 21:255261.
125. Nelson JS, Orenstein A, Liaw LH, Berns MW. Ablação de osso com laser erbium:YAG de infravermelhos médios: O efeito da osteotomia a laser na cicatrização óssea. Lasers Surg Med 1989; 9:362374.
126. Sasaki KM, Aoki A, Ichinose S, Yoshino T, Yamada S, Ishikawa I.Análise por microscopia eletrónica de varrimento e espetroscopia de infravermelhos com transformada de Fourier da remoção óssea com lasers de Er: YAG e CO_2 .J Periodontal. 2002 Jun;73:643-52.
Ivanenko M, Werner M, Afilal S, Klasing M, Hering P. Ablação de tecido ósseo duro com lasers pulsados de CO_2 . Med Laser App 2005;20:13-23.
127. Sasaki KM, Aoki A, Ichinose S, et al: Análise ultra-estrutural do tecido ósseo irradiado pelo laser Er: YAG. Lasers Surg Med 2002;31:322.
128. Cobb CM. Lasers em periodontia: uma revisão da literatura. J Periodontol 2006;**77**:545-564.
129. Ishikawa I, Aoki A, Takasaki AA, Mizutani K, Sasaki KM, Izumi Y. Aplicação de lasers em periodontia: verdadeira inovação ou mito? Periodontol 2009;50:90-126.
130. Ishikawa I, Sasaki KM, Aoki A, Watanabe H. Efeitos do laser Er: YAG na terapia periodontal. J Int Acad Periodontol 2003;5: 23-28.
131. Adriaens PA, Edwards CA, De Boever JA, Loesche WJ. Observações ultra-estruturais sobre a invasão bacteriana no cemento e na dentina radicular de dentes humanos periodontalmente doentes. J Periodontal 1988; 59: 493-503.
132. Daeveau RP, Tanner A, Page RC. O desafio microbiano na periodontite. Periodontol 2000 1997;14:12-32.
133. Polson AM, Frederic GT, Ladenheim S, Hanes PJ. A produção de uma camada de esfregaço da superfície radicular por instrumentação e a sua remoção por ácido cítrico. J Periodontol 1984;55: 443446.
134. Moore JA, Ashley FP, Waterman CA. O efeito na cicatrização da aplicação de ácido cítrico durante a cirurgia de retalho substituído. J Clin Periodontol 1987;14:130-135.
135. Lindhe J, Nyman S. Remoção de tecido de granulação e raspagem na terapia periodontal. J Clin Periodontol 1985;12:374-388.
136. Nomura K, Yamaguchi M, Abiko Y. Inhibition of interleukin- 1b production and gene expression in human gingival fibroblasts by low-energy laser irradiation. Lasers Med Sci 2001; 16: 218-223.
137. Lopes LA, Rigau J, Zangaro RA, Guidugli-Neto J, Jaeger MM. Comparação dos efeitos da terapia laser de baixa intensidade na proliferação de fibroblastos gengivais humanos em cultura, utilizando diferentes irradiâncias e a mesma fluência. Lasers Surg Med 2001;29:179-184.
138. AAP (Academia Americana de Periodontologia). O Comité de Investigação, Ciência e Terapia da Academia Americana de Periodontologia. Declaração relativa à utilização de lasers dentários para o Excisional New Attachment Procedure (ENAP). Sítio Web da AAP

em agosto de 1999: http://www.perio. org/resources-products/enap_laser.htm.

139. Arashiro DS, Rapley JW, Cobb CM, Killoy WJ. Avaliação histológica de incisões na pele de suínos produzidas por laser de CO2, eletrocirurgia e bisturi. Int J Periodontics Restorative Dent 1996;16: 479-491.

140. Zharikov EV et al Emissão estimulada de iões Er^{3+} em cristais de granada de ítrio-almínio a k % 2,94 l. Sov J Quantum Electron 1975;4:1039-1040.

141. Keller U e Hibst R. Estudos experimentais da aplicação do laser Er: YAG em substâncias duras dentárias. II. Investigações microscópicas de luz e SEM. Lasers Surg Med 1989; 9:345-351.

142. Koort HJ e Frentzen M. Efeitos do laser nos tecidos duros dentários. Em: Miserendino, LJ, Pick , RM, editores. Lasers em Medicina Dentária. Chicago: Quintessence,1995: 57-70.

143. Fried D. IR laser ablation of dental enamel. Proc SPIE 2000;3910:136-148.

144. Seka W, Featherstone JDB, Fried D, Visuri SR, Walsh JT. Ablação por laser de tecido duro dentário: da ablação explosiva à ablação mediada por plasma. Proc SPIE 1996;2672:144-158.

145. Fried D, Zuerlein M, Featherstone JDB, Seka W, McCormack SM. Ablação por laser IV do esmalte dentário: dependência mecanicista do absorvente primário. Appl Surf Sci 1997; 127-129: 852-856.

146. Halldorsson T e Langerholc J. Thermodynamic analysis of laser irradiation of biological tissue (Análise termodinâmica da irradiação laser de tecidos biológicos). Appl Opt 1978;17:3948.

147. Wilder-Smith P, Arrastia AM, Schell MJ, Grill G, Berns MW. Efeito da irradiação com laser ND: YAG e planeamento radicular na superfície radicular: Efeitos estruturais e térmicos. J Periodontol 1995;66:1032-1039.

148. White JM, Fagan MC, Goodis HE. Temperaturas intra-pulpares durante o tratamento com laser Nd: YAG pulsado da dentina in vitro. J Periodontol 1994;65:255-259.

149. Coluzzi DJ. Desbridamento sulcular assistido por laser. Comprimento de onda em destaque: Nd: YAG. Wavelengths 2001;9: 19.

150. Moritz A et al Tratamento de bolsas periodontais com um laser de díodo. Lasers Surg Med 1998; 22: 302-311.

151. Coluzzi DJ. Lasers e curetagem de tecidos moles: Uma atualização. Compêndio 2002;23: 11041111.

152. Gutknecht N, Zimmermann R, Lampert F. Lasers em periodonologia: estado da arte. J Oral Laser Appl 2001;1:169-179.

153. Henry CA, Judy M, Dyer B, Wagner M, Matthews JL. Sensibilidade das espécies Porphyromonas e Prevotella em meios líquidos ao laser de árgon. Photochem Photobiol 1995;61: 410-413.

154. Harris DM, Gregg RH, McCarthy DK, Colby LE, Tilt LV. Novo procedimento de fixação assistido por laser na prática privada. Medicina Dentária Geral 2004; 525:396-403.

155. Gregg RH II e McCarthy D. Laser periodontal therapy for bone regeneration (Terapia periodontal a laser para regeneração óssea). Dent Today 2002;21:54-59.

156. (k)s decisões finais proferidas em julho de 2004 (PerioLase MPV-7, 510(k) número K030290). Sítio Web do Centro de Dispositivos e Saúde Radiológica da FDA dos EUA. http://www.fda.gov/cdrh/510k/sumjul04.html. Atualizado a 9 de agosto de 2004. Acessado

em 2 de janeiro de 2014.

157. Harris DM. Dosimetria para desbridamento sulcular a laser. Laser Surg Med 2003;33:217-218.

158. Harris DM, Gregg RH II, McCarthy DK, et al Procedimento de nova fixação assistida por laser em consultório particular.Gen Dent 2004;52:396-403.

159. Harris DM, Gregg RH II, McCarthy DK, et al Procedimento de nova fixação assistida por laser em consultório particular.Gen Dent 2004;52:396-403.

160. Yukna RA, Evans GH, Vastardis S. Regeneração periodontal humana após o procedimento de nova fixação assistida por laser. Trabalho apresentado na: IADR/AADR/CADR 82ª Sessão Geral; 10-13 de março de 2004; Honolulu, HI. Resumo 2411. http://iadr.confex.com/iadr/2004Hawaii/techprogram/abstract_47642.htm. Acesso em 2 de janeiro de 2008.

161. Neill ME, Mellonig JT. Eficácia clínica do laser Nd: YAG para a terapia combinada da periodontite. Pract Periodontics Aesthet Dent 1997;9(suppl):1-5.

162. Schuller DE. Utilização do laser na cavidade oral. Otolaryngol Clin N Am 1990;23:31-42.

163. Myers TD, MyersWD. A utilização do laser para o desbridamento de cáries incipientes. J Prosthet Dent 1985;53:776-9.

164. Mihashi S, Jako GJ, Incze J, Strong MS, Vaughon CW. Cirurgia a laser em otorrinolaringologia: interação do laser de CO2 e dos tecidos moles. Ann N Y Acad Sci 1976;267:263-94.

165. Mordon S, Begu S, Buys B, Peteilh CT, Devoisselle JM.Estudo do comportamento das plaquetas in vivo após estimulação endotelial com irradiação laser utilizando fluorescência em videomicsocópia trivital e coloração com lipossomas PEGylated. Microvasc 2002;64:316-25.

166. Francis MAJ, Kilkelly X, Choma TJ, Popovic N, Miller DW, Sweet DE. Reparação de tendões por soldadura a laser. Lasers Surg Med 1996;19:487-91.

167. Manni JG. Dental applications of advanced lasers (Aplicações dentárias de lasers avançados). Burlington (MA): JGM Associates; 2000.

168. Henry C, Dyer B, Judy M. Sensibilidade ao laser de árgon entre espécies de bactérias de pigmentação negra. J Dent Res 1993;72:240.

169. Rossmann JA. Lasers em periodontia. Um documento de posição da Academia Americana de Periodontologia. J Periodontol 2002;73:1231-9.

170. Finkbeiner RL. O resultado de 1328 bolsas periodontais tratadas com o laser de árgon. Termólise selectiva de bolsas.J Clin Laser Med Surg 1995;13:273-81.

171. Pinero J. Curetagem periodontal assistida por Nd: YAG para prevenir a bacteriémia antes da cirurgia cardiovascular. Lasers Surg Med 1997;9:13.

172. Westerman GH, Hicks MJ, Flitz CM, Blankenau RJ, Powell GL.Efeitos da irradiação com laser de árgon em superfícies radiculares sólidas: observações microscópicas electrónicas de varrimento in vitro. J Clin Med Surg 1998;16:111-5.

173. Neill ME, Mellonig JT. Eficácia clínica do laser Nd: YAG para terapia periodontal combinada. Pract Periodontics Aesthet Dent 1997;9:1-5.

174. Myers TD, Murphy DG, White JM. Gestão conservadora de tecidos moles com o laser dentário Nd: YAG pulsado de baixa potência. Pract Periodontics Aesthetic Dent 1992;4:6- 12.

175. Academia Americana de Periodontologia. Documento de posição sobre a utilização de lasers

para procedimentos de excisão de novas fixações. Chicago: Academia Americana de Periodontologia; 1999.
176. Williams TM, Cobb CM, Rapley JW, Killoy WJ. Avaliação histológica do osso alveolar após a remoção de tecido conjuntivo de defeitos periodontais com laser de CO_2. Int J Periodontics Restorative Dent 1995;15:497-506.
177. Parkins F. Effects of Nd: YAG laser treatment of intra-oral aphthous ulcers and herpes labialis. J Clin Laser Med Surg 1993;11:339.
178. Convissar RA. Tratamento a laser das ulcerações aftosas. Gen Dent 1992;8:512-5.
179. Gimble CB. Procedimentos com laser para tecidos duros. Dent Clin N Am 2000;44:931-53.
180. Moritz A et al Redução bacteriana em bolsas periodontais através da irradiação com um laser de díodo: um estudo piloto. J Clin Laser Med Surg 1997;15:33-7.
181. Coluzzi DJ. Uma visão geral dos comprimentos de onda do laser utilizados em medicina dentária. Dent Clin N Am 2000;44: 753-76.
182. Sulewshi JG. Estudo histórico da medicina dentária a laser. Dent Clin N Am 2002;44:717-52.
183. Cozean C, Arcoria CJ, Pelagalli J, Powell L. Dentistry for the 21st century? Laser Erbium:YAG para dentes. J Am Dent Assoc 1997;128:1080-7.
184. Ando Y, Aoki A, Watanabe H. Efeito bactericida do laser erbium.YAG em bactérias periodontopatogénicas. Lasers Surg Med 1996;19:190-200.
185. Hibst R, et al Aquecimento e esterilização controlados da superfície dentária por radiação Er.YAG. Lasers Surg Med 1996;22:119-26.
186. Moritz MN et al Ablação da mucosa oral por radiação laser erbium:YAG e holmium:YAG. Proc SPIE 1997;2973:178-88.
187. Ellegaard B, Karring T, Loe H. Novos procedimentos de fixação periodontal baseados no retardamento do epitélio gengival. J Clin Periodontol 1974;1:75.
188. Nyman S, Gottlaw J, Karring T. O potencial regenerativo do ligamento periodontal. Um estudo experimental em macacos. J Clin Periodontol 1982;9:257.
189. Israel M, Rossmann J. Uma técnica de exclusão epitelial utilizando o laser de CO_2 para o tratamento de defeitos periodontais. Comp Cont Educ Dent 1998;19:86.
190. Rossman J, McQuade M, Turunen D. Retardamento da migração epitelial em macacos utilizando um laser de dióxido de carbono. J Periodontol 1992;63:902.
191. Hall RR. A cicatrização de tecidos incisados por um laser cirúrgico de dióxido de carbono em tecidos orais. Br J Surg 1971;58:222.
192. McGuire MK, Scheyer ET. Alongamento de coroa sem retalho assistido por laser: uma série de casos. Int J Periodontics Restorative Dent 2011;31:357-64.
193. Tokonabe H, Kouji R, Watanabe H, Nakamura Y, Matsumoto K. . Morfologia
194. Kramer IRH, McLean JW. Alterações na reação de coloração da dentina resultantes de um constituinte de uma nova resina autopolimerizável. Br Dent J 1952;93:150-3.
195. Buonocore MG.Um método simples para aumentar a adesão do material de enchimento acrílico às superfícies de esmalte. J Dent Res 1955;34:849-53.
196. Fleming MG e Maillet WA. Fotopolimerização de resina composta utilizando o laser de árgon. J Can Dent Assoc 1999;65:447-50.
197. Powell GL e Blankenau RJ. Cura a laser de materiais dentários. Dent Clin N Am 2000;44: 923-30.
198. Israel M. Utilização do laser de CO_2 em cirurgia periodontal e de tecidos moles. Pract Periodont Aesthet Dent 1994;6:57-64.

199. Moritz A et al Redução bacteriana em bolsas periodontais através da irradiação com um laser de díodo. J Clin Laser Med Surg 1997;15:33-7.
200. Fife CG, Zwahlen PG, Ludlau HE. Tempo de preparação e efeitos da temperatura pulpar no tratamento com laser Er: YAG. J Dent Res 1998;772
201. Puricelli E. Cirurgia dos tecidos moles orais com laser Er: YAG nos modos de contacto e não contacto. Sociedade Internacional de Lasers em Odontologia; 2000. Resumo 29.
202. White JM, Goodis HE, Setcos JC, Eakle S, Hulscher BE, Rose CL. Efeitos da energia do laser Nd: YAG pulsado nos dentes humanos: um estudo de acompanhamento de três anos. J Am Dent Assoc 1993;124:45-50.
203. Miserendino LJ e Pick RM. Lasers em medicina dentária. Chicago:Quintessence Publishing;1995.
204. Walsh LJ. A utilização de lasers em implantologia: uma visão geral. J Oral Implantology1992;18:335-40.
205. Block CM, Mayo JA e Evans GH. Efeitos do laser dentário Nd: YAG em implantes dentários de titânio revestidos com plasma e hidroxiapatite: alteração da superfície e tentativa de esterilização. Int J Oral Maxillofac Implants1992;7:441-9.
206. Chu RT, Watanabe L, White JM, Marshal GW, Marshal SJ, Hutton JE. Aumentos de temperatura e modificação da superfície de cilindros de titânio revestidos. J Dent Res 71:144.
207. Mouhyi J, Sennerby L, Nammour S, Guillaume P, Van Reck J. Aumentos de temperatura durante a descontaminação da superfície de implantes de titânio utilizando o laser de CO_2. Clin Oral Implants Res 1999;10:54-61.
208. Chryssikopoulos SA. Lasers Er: YAG e CO_2 em implantologia oral: um estudo sobre 83 implantes. J Oral Laser Applic 2003;3:102.

209. Bach G, Neckel C, Mall C, Krekeler G. Terapia convencional versus terapia assistida por laser da periimplantite: um estudo comparativo de cinco anos. Implant Dent 2000;9:247-51.
210. Dortbudak O, Haas R, Bernhart T, Pokorny GM. Fotossensibilização letal para a descontaminação de superfícies de implantes no tratamento da peri-implantite. Oral Implants Res 2001;12:104-8.
211. Shibli JA, Martins MC, Theodoro LH, Lotufo RF, Garcia VG, Marcantonio EJ. Fotossensibilização letal no tratamento microbiológico da peri-implantite induzida por ligadura: estudo preliminar em cães. Oral Sci 2003;45:17-23.
212. Kato T, Kusakari H e Hoshino E. Bactericidal efficacy of carbon dioxide laser against bacteria-contaminated titanium implant and subsequent cellular adhesion to irradiated areas. Lasers Surg Med 1998;23:299-309.
213. Mouhyi J, Sennerby L, Wennerberg A, Louette P, Dourov N, van Reck J. Restabelecimento da composição atómica e da estrutura de óxido de superfícies de titânio contaminadas por meio de laser de dióxido de carbono e peróxido de hidrogénio: um estudo in vitro. Clin Implant Dent Relat Res 2000;2(4):190-202.
214. Deppe H, Horch HH, Henke J, Donath K. Cuidados peri-implantares de implantes doentes com o laser de dióxido de carbono. Int J Oral Maxillofac Implants 2001;16:659-67.
215. Romanos GE. Ferramentas cirúrgicas a laser em implantologia para o diagnóstico a longo prazo de implantes orais. Int Cong Ser 2004;1248:112-3.
216. Schwarz F, Rothamel D, Becker J. Influência de um laser Er: YAG na estrutura da superfície de implantes de titânio. Schweiz Monatsschr Zahnmed 2003;113:660-71.
217. Kreisler M, Kohnen W, Marinello C, Gotz H, Duschner H, Jansen B, et al Efeito bactericida

do laser Er: YAG em superfícies de implantes dentários: um estudo in vitro. J Periodontol 2002;73: 1292-8.

218. Kreisler M, Gotz H, Duschner H. Efeito da irradiação com laser Nd: YAG, Ho:YAG, Er: YAG, CO_2 e GaAIAs nas propriedades da superfície de implantes dentários endósseos. Int J Oral Maxillofac Implants 2002;17:202-11.

219. Balkin BE, Steflik DE e Naval F. Inserção de mini-implantes dentários com a técnica de avanço automático para aplicações contínuas. J Oral Implantol 2001;27:32-7.

220. Iglesia MA, Moreno J. Um método destinado a obter uma adaptação passiva em próteses sobre implantes: relato de caso. Int J Prosthodont 2001;14:570-4.

221. Bergendal B, Palmqvist S. Estruturas de titânio soldadas a laser para próteses fixas suportadas por implantes osseointegrados: relatório de um estudo multicêntrico de 2 anos. Int J Oral Maxillofac Implants 1995;10:199-206.

222. Jemt T, Henry P, Linden B, Naert I, Weber H, Wendelhag I. Estruturas de titânio soldadas a laser e estruturas fundidas convencionais suportadas por implantes no direito parcialmente edêntulo: um estudo prospetivo multicêntrico de 5 anos. Int J Prosthodont 2003;16:415-21.

223. Reidy SJ, Lang BR e Lang BE. Ajuste de estruturas de implantes fabricadas por diferentes técnicas. J Prosthet Dent 1997;78:596-604.

224. Ortorp A, Linden B e Jemt T. Experiências clínicas com estruturas de titânio soldadas a laser suportadas por implantes na mandíbula desdentada: um estudo de acompanhamento de 5 anos. Int J Prosthodont 1999;12:65-72.

225. Berglundh T, Persson L, Klinge B. Uma revisão sistemática da incidência de complicações biológicas e técnicas em implantologia dentária relatadas em estudos longitudinais prospectivos de pelo menos 5 anos.J Clin Periodontol 2002;29 :197-212.

226. Parham PL Jr, Cobb CM, French AA, Love JW, Drisko CL, Killoy WJ. Efeitos de um sistema abrasivo de pó de ar em superfícies de implantes de titânio pulverizadas com plasma: uma avaliação in vitro. J Oral Implantol. 1989;15;78-86.

227. Lehmann B, Bragger U, Hammerle CH, Fourmousis I, Lang NP. Tratamento de uma falha precoce do implante de acordo com os princípios da regeneração tecidular guiada (GTR). Clin Oral Implants Res.1992 Mar;3:42-8.

228. Sbordone L, Barone A, Ramaglia L, Ciaglia RN, Iacono VJ. Suscetibilidade antimicrobiana de bactérias periodontopáticas associadas a implantes falhados. J Periodontol. 1995 Jan;66:69-74.

229. Khoury F e Buchmann R. Terapia cirúrgica da doença peri-implantar: um estudo de acompanhamento de 3 anos de casos tratados com 3 técnicas diferentes de regeneração óssea. J Periodontol. 2001 Nov;72:1498-508.

230. Persson LG, Berglundh T, Lindhe J ,Sennerby L. Reosseointegração após tratamento de peri-implantite em diferentes superfícies de implantes. Um estudo experimental num cão. Clin Oral Implants Res 2001;12: 595-603.

231. Mustafa K, Wennerberg A, Wroblewski J, Hultenby K, Lopez BS, Arvidson K. Determinação da rugosidade óptima da superfície do material de implante de titânio jateado com $TiO_{(2)}$ para fixação, proliferação e diferenciação de células derivadas do osso alveolar mandibular humano. Clin Oral Implants Res. 2001 Oct;12:515-25.

232. Haas R, Dortbudak O, Pouilly NM, Mailath G. Eliminação de bactérias em diferentes superfícies de implantes através de fotossensibilização e laser suave. Um estudo in vitro. Clinical Oral Implants research 1997;8:249-54.

233. United States Food and Drug Administration, Center for Devices and Radiological Health (Administração de Alimentos e Medicamentos dos Estados Unidos, Centro de Dispositivos e Saúde Radiológica). Visão geral do 510 (k). Disponível em: www.fda.gov/cdrh. Acedido em 15 de dezembro de 2013.
234. Departamento do Trabalho dos EUA, Administração da Segurança e Saúde no Trabalho. Diretrizes para a segurança dos lasers e avaliação dos perigos. Washington, DC: OSHA; 1991. Publicação 8-17.
235. Norma Nacional Americana para a Utilização Segura de Lasers. ANSI Z136.1-2000. Orlando (FL): Laser Institute of America;2000. Norma Nacional Americana para a Utilização Segura de Lasers em Estabelecimentos de Cuidados de Saúde. ANSI Z136.3-1996. Orlando (FL): Laser Institute of America; 1996.
236. Departamento do Trabalho dos Estados Unidos, Administração da Segurança e Saúde no Trabalho. Tópicos de segurança e saúde: riscos de laser. Disponível em: www.osha.gov/SLTC. Acedido em 5 de janeiro de 2014.
237. Sociedade Americana de Medicina e Cirurgia por Laser. Standards of training for physicians for the use of lasers in medicine and surgery (Normas de formação de médicos para a utilização de lasers em medicina e cirurgia). Wausau (WI): Sociedade Americana de Medicina e Cirurgia Laser; 1991. ISBN 0-8493-0353-2.
238. Smokla GL e Hones RP. Os lasers médicos podem fazer maravilhas, mas devem ser utilizados com cuidado Biophotonics Int 1995;2:42-8.
239. Smith JF. Guia de segurança do laser. 9ª edição. Orlando (FL): Laser Institute of America;
1995.
240. Norma Nacional Americana para a Utilização Segura de Lasers em Estabelecimentos de Cuidados de Saúde. ANSI Z136.3-1996. Orlando (FL): Laser Institute of America; 1996
241. Sliney DH, editor. Guia para a seleção de proteção ocular a laser. 3ª edição. Orlando (FL): Laser Institute of America; 1995. Administração de Alimentos e Medicamentos dos Estados Unidos. MedWatch. O programa de informação de segurança e notificação de eventos adversos da FDA. Disponível em: www.fda.gov/medwatch/report. Acedido em 12 de janeiro de 2014.
242. 243. Aoki A, Ishikawa I, Yamada T, Otsuki M, Watanabe H, Tagami J. A comparison of
243. peça de mão convencional versus laser erbium:YAG para cáries radiculares in vitro. J Rest D 1998; 77:1404-14.
244. Fife CG, Zwahleh PG e Ludlow HE. Tempo de preparação e efeitos da temperatura pulpar do tratamento com laser Er: YAG. J Dent Res 1998;77:284.
245. Tokonabe H, Kouji R e Watanabe H.Alterações morfológicas de dentes humanos com irradiação de Er: YAG. J Clin Laser Med Surg 1999;17:7-12.
246. Lin PP, Beck FM, Matuse M, Horton JE. O efeito de um laser Nd: YAG pulsado em bolsas periodontais após aplicação subgengival.J Dent Res 1992;71:299.

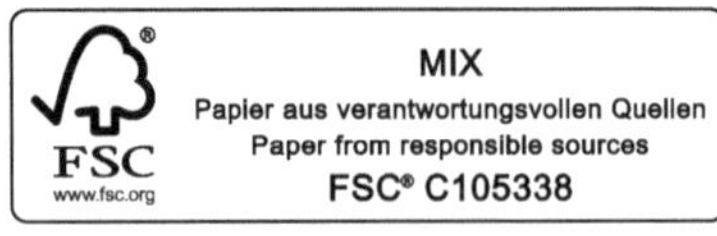

Printed by Books on Demand GmbH, Norderstedt / Germany